全國高等院校古籍整理研究工作委員會重點項目

浙江大學「211工程」三期「古代文化典籍整理、研究與保護」項目

丹溪醫書集成

義烏叢書編纂委員會
浙江大學浙江文獻集成編纂中心　編

《丹溪醫書集成》編委會　編

中華書局

圖書在版編目(CIP)數據

丹溪醫書集成/《丹溪醫書集成》編委會編. —北京:中華書局,2024.12
(義烏叢書·義烏往哲遺著叢編)
ISBN 978-7-101-16615-6

Ⅰ.丹… Ⅱ.丹… Ⅲ.中國醫藥學-中國-元代 Ⅳ.R2-52

中國國家版本館 CIP 數據核字(2024)第 087270 號

書　　名	丹溪醫書集成(全五册)
編　　者	《丹溪醫書集成》編委會
叢 書 名	義烏叢書·義烏往哲遺著叢編
責任編輯	許旭虹　劉　楠
封面設計	許麗娟
責任印製	陳麗娜
出版發行	中華書局 (北京市豐臺區太平橋西里 38 號　100073) http://www.zhbc.com.cn E-mail:zhbc@zhbc.com.cn
印　　刷	三河市中晟雅豪印務有限公司
版　　次	2024 年 12 月第 1 版 2024 年 12 月第 1 次印刷
規　　格	開本/880×1230 毫米　1/32 印張 66⅝　插頁 20　字數 1100 千字
印　　數	1-2550 册
國際書號	ISBN 978-7-101-16615-6
定　　價	348.00 元

義烏叢書學術委員會

主　任　安平秋

副主任　張涌泉　吴　格

委　員（按姓氏筆畫排序）

王雲路　張英聘　馮春生　樓含松　盧敦基

義烏往哲遺著叢編編委會

主　編　張涌泉　樓含松

義烏叢書編輯部

主　　編　吴小鋒

副 主 編　何曉東　龔俊紅　潘桂倩

本書執行編輯　趙曉青

丹溪醫書集成編委會

總序

汨汨義烏江，從遠古流來，流過上山文化，流經烏傷古縣，流入當今小商品之都，流成一條奔涌着兩千兩百餘年燦爛文明浪花的歷史長河。

義烏江流域，山川秀美，物華天寶，文教昌盛，地靈人傑。自秦王政始置烏傷縣，兩千兩百多年的歷史時期，勤勞智慧的義烏人在此耕耘勞作，繁衍生息，改造山河，創造了璀璨的歷史文化。

義烏地方文化，是中華民族文化的組成部分，因其獨特的地理環境和歷史原因，又具有自身鮮明的特徵。

義烏文化的獨特性，體現在「勤耕好學、剛正勇爲、誠信包容」的義烏精神裏，體現在「崇文、尚武、善賈」的義烏民俗裏，體現在「博納兼容、義利并重」的義烏民風裏。義烏精神及民風、民俗遂成爲源遠流長的中華民族文化之泓泓一脈，成了中國歷史上不可或缺的一頁。千百年來，義烏始終在傳承着文明，演繹着輝煌，從而使義烏這座小城魅力無限。

義烏自古崇尚耕讀，特别是唐代之後，學風漸盛，素有「小鄒魯」之稱。自宋以來，縣學、社學、書院及私塾等講學機構多有設立，而「莅兹土者，莫不以學校爲先務」。故士生其間，勤奮好學，蔚成風氣，學有成就，燁燁多名人。并且，輻射出巨大的文化能量，不僅本地名儒代有，在浩浩學海與宦海中大展宏圖，而且還活動過、寄寓過數不勝數的全國各地的文化名人，從文人學者到書家畫師，從能工巧匠到杏林名家，其生動活潑的文化創造與傳播，綿延不絕的文化承續與傳遞，從來没有湮滅或消沉過。在博大精深的中華文化領域裏獨樹一杆頗具特色的義烏文化之幟，在優雅千載的儒風中誕生了許多屹立於中華民族之林的英傑。也正是文化底藴的深厚與文化内涵的博大，造就了令人神往的義烏，使其作爲中華文化淵藪的鮮明形象而歷久彌新。

歷史，拒絶遺忘，總要把自己行進的每一步，烙在山川大地上。

時間逝而不返，它帶走了壯景，淘盡了英雄，留下了無數文化勝迹和如峰的聖典。只有在經過無數教訓和挫折之後的今天，人們才逐漸認識到作爲一個複雜系統的組成部分，城市的各要素所具有的種種不可替代的價值和功能，它們飽含着從過去傳遞下來的信息，而《義烏叢書》正是記録這些信息的真實載體。

歷史是無法割斷的，許多古老的文化至今仍然在現實生活中發揮着重要作用。當我們向現代化的目標邁進時，怎樣繼承古老文化的精華，剔除其封建糟粕，在傳統文化的基礎上建立社會主義新的文化格局，是一個擺在我們面前與物質生産同等重要的任務。

一位哲學家曾經説過，哲學就是懷着鄉愁的衝動去尋找失落的家園。今天，我們正處於一個重要的歷史性轉折時期，越來越多的有識之士也開始意識到，對民族民間文化源頭的追尋迫在眉睫。鑒於此，我們編纂出版《義烏叢書》，具有深遠的歷史和現實意義：

搶救文化典籍，古爲今用 文化典籍中的善本古籍，是前人爲我們留下的寶貴精神財富和歷史見證，極富文獻價值和文物價值。義烏歷代文士迭出，著述充棟。這些歷經滄桑而幸存下來的「國之重寶」，或出於保護的需要，基本封存於深閣大庫，利用率甚低；或由於年代久遠，幾經戰亂，面臨圮毁。如今，《義烏叢書》編纂工作的啓動，爲古籍的保護與使用找到結合點，通過影印整理，皇皇巨著撣除世紀風塵，使其化身千百，爲學界所應用，爲大衆所共享；同時，原本也可以得到保護。真可謂是兩全之策，是爲民族文化續命，是爲地方文化續脈。

繼承傳統文化，發揚光大　在義烏歷史上，有許多人文典故值得挖掘，有許多可歌可泣的先進事迹值得記載。撥浪鼓文化需要傳承，孝義文化值得發揚，義烏兵文化應予光大。但由於歷史上的義烏是個農業縣，文化底藴雖然深厚，載入史册的却寥若晨星。而深厚的歷史文化傳統能孕育和産生强大的文化力，能爲塑造良好的城市形象提供重要基礎，這種文化力所形成的精神力量深深熔鑄在城市的生命力、創造力和凝聚力中，是推動城市經濟和社會進步的内在動力。因而，《義烏叢書》編纂者堅持傳統文化與現代文化相銜接，精英文化與大衆文化相兼顧，創作出義烏歷史上從未有過的文化系列叢書，既是精神文明建設的需要，也是物質文明建設的需要。

追溯文化發源，承前啓後　義烏經濟的發展，并非無源之水，無本之木。「參天之木，必有其根；環山之水，定有其源。」義烏發展的文化之源、義烏商業的源流之根、義烏文化圈的形成特質，包括宋代事功學説對義烏「義利并重、無信不立」文化精神的影響，明代「義烏兵」對義烏「勇於開拓、敢冒風險」文化精神的影響，清代「敲糖幫」對義烏「善於經營、富於機變」文化精神的影響等。因而，如何用文化來解讀義烏，也成了《義烏叢書》的重要組成部分。

廣義的文化幾乎無所不包，狹義的文化基本限於觀念形態領域。從以上包含的内容可看出，《義烏叢書》對「文化」的界定，似乎介於廣、狹之間，凡學術思想、哲學原理、科技教育、文學藝術等多個類别與層次，均在修編範圍之内。

幾千年歲月藴蓄了豐贍富饒的文化積澱。面對多姿多彩、浩瀚博大的義烏文化形態，我們感受到了其内在文化精神的律動。

保存歷史的記憶，保護歷史的延續性，保留人類文明發展的脈絡，是人類現代文明發展的需要。如今，守望歲月的長河，我們不能不呼籲，不要讓義烏失去記憶。

《義烏叢書》卷帙浩繁，她集史料性、知識性、文學性、可讀性、收藏性於一體，以翔實的史料、豐富的題材、新穎的編排，全景式地再現了江南「小鄒魯」的清新佳景和禮儀之邦精深的内涵。走進她，就是走進時間的深處，走進澎湃着歷史的向往和時代的潮音的實地，去領略一個時代的結束，去見證另一個時代的開始。宏大精深的傳統文化曾經是，也將永遠是義烏區域文化賡續綿延的基石，也是義烏繼續前進乃至走在全省、全國前列的力量。在建設國際商都的進程中，搶救開發歷史文化遺産，掌握借鑒先哲遺留的豐碩成果，是全市文化學術界的共同期盼。因而，編纂這套叢書既是時代的召唤，也是時勢的需要。

習近平總書記近年來一直强調，文化自信是更基礎、更廣泛、更深厚的自信。我們認爲，地方文化是中華文化的本質特徵和根本屬性，是中華文化的重要代表。我們對地方文化源頭的追尋，正是爲了堅定我們中華文化的自信。這也正是我們編纂出版《義烏叢書》的主旨與意義所在。

義烏叢書編纂委員會

總目録

序

説起浙江歷代醫家對中醫藥的貢獻，元代朱丹溪是最傑出的一位。他與劉河間、張子和、李東垣齊名，被譽爲「金元四大家」。朱氏有許多著作傳世，培養了多名卓有成就的弟子，可謂薪火相傳，代有傳人，其學説遠播海内外。古今醫家十分重視從丹溪醫著中吸取養料，豐富理論，指導臨床。

本書的整理者藉助長年研究中醫文獻之功力，對丹溪著述作了深入發掘與整理校注，編就了《丹溪醫書集成》這部巨著。翻讀着這疊厚厚的書稿，我深感丹溪學術有望進一步得到傳承和發揚光大，可喜可賀。

除了人們熟知的丹溪的親自撰著，以及其弟子和私淑者的整理之作，本書還收録了通常難以見到的《丹溪醫按》和《丹溪治痘要法》，彌足珍貴。同時，整理者考證了丹溪的生平和醫迹，整理了頗爲翔實的朱氏生平、年譜及弟子考等資料，彌補了以往丹溪研究的不足；最爲可貴的是，對丹溪學術思想和診治經驗進行了全面、系統的研究，并作出中肯的評價，可謂整理與研究并舉，繼承與發揚結合，從而使《丹溪醫書集成》成爲一部集整理與研究於一體、融繼承與發揚於一爐的鴻篇巨製。

中醫學延綿幾千年，需要繼承與弘揚；整理研究古代醫家著述，使之更好地服務當今，這是歷史賦予我們當代中醫人的責任。丹溪著述如此，其他醫家著述皆然，我期待着更多這類研究力作問世，是以爲序。

辛卯仲夏，何任

前言

朱震亨，字彦修，世居丹溪，人稱「丹溪先生」，元代江浙行省婺州路義烏縣赤岸村（今浙江省義烏市赤岸鎮）人。朱氏生於元世祖至元十八年十一月二十八日（一二八二年一月九日），卒於元惠宗至正十八年六月二十四日（一三五八年七月三十日），享年七十八歲。他是我國醫學史上滋陰降火法的倡導者，其理論和實踐對後世醫學的發展影響很大，與劉河間（完素）、張子和（從正）、李東垣（杲）齊名，合稱爲「金元四大家」，他被推奉爲「養陰派」的代表人物。朱氏學驗俱豐，著述甚多，古往今來，許多專家學者在其醫籍的整理方面作出了努力，但整理的廣度和深度尚有欠缺。有鑒於此，我們受丹溪故鄉義烏市《義烏叢書》編輯部的委托，組織對丹溪頗有研究的專家成立了編委會，經一年多的努力，完成了《丹溪醫書集成》的整理。現將整理中的一些情況和全書的體例與內容，作簡要介紹。

據有關文獻記載和考證，具名丹溪所撰的醫籍達二十多種，其中丹溪親自撰著的有《格致餘論》《局方發揮》《本草衍義補遺》三種，由其弟子和私淑者整理丹溪學術經驗而成的著述有《金匱鈎玄》《丹溪心法》《脈因證治》《丹溪治法心要》《丹溪手鏡》《丹溪醫按》《丹溪治痘要法》等七種。其餘書籍如《傷寒論辨》《外科精要發揮》等因年代久遠，已散佚無存；有些則是托丹溪之名的僞書。因此，《丹溪醫書集成》僅入編丹溪親自撰著及由弟子和私淑者整理的共十種著述。

《格致餘論》：凡一卷，成書於元至正七年（一三四七）。全書列醫論四十二篇，提出「陽常有餘，陰常不足」的重要論點，治療上推重滋陰降火，集中反映了丹溪獨特的學術思想。

《局方發揮》：凡一卷，係針對醫者拘泥《太平惠民和劑局方》治療各種疾病，用藥偏於温燥弊端之作。重點討論了三十多個問題，力辟濫用温補燥熱之習，爲其「滋陰降火」學術見解和治法鋪路。

《本草衍義補遺》：凡一卷，係本草專著，主要是對宋代寇宗奭《本草衍義》的補充和發揮。前一部分實收藥物一百五十四種，後一部分實收藥物四十三種，合計一百九十七種。此爲丹溪對中藥學的重要貢獻。

《金匱鈎玄》：凡三卷，署朱震亨撰，明戴原禮校正。本書薈萃丹溪多年臨證經驗，以内科雜病爲主，兼及外、婦、兒、五官等各科疾病，分證論治，條理清晰，較全面地反映了朱氏的學術特點和診治經驗。書末附論文六篇，很有參考價值。

《丹溪心法》：凡五卷，係朱氏門人根據其師學術經驗纂輯而成。全書分列以内科雜病爲主的各科病證計一百篇。每一病證首引丹溪原論，次爲戴原禮辨證，再列方劑、附録，比較完整地反映了朱氏的學術思想和診治經驗。附有宋濂《故丹溪先生朱公石表辭》、戴良《丹溪翁傳》，是研究丹溪生平的重要史料。

《丹溪手鏡》：原題朱丹溪撰，明吴尚默訂正。全書分上中下三卷，對内、外、婦、兒、五官各科病證詳析辨證，對臨床有較好的參考價值。

《脈因證治》：原題朱丹溪撰。全書分上下二卷，凡七十篇，係後人采集《丹溪心法》《格致餘論》等著述的有關内容編成，比較全面地反映了丹溪的學術精華。

《丹溪治法心要》：凡八卷，題朱丹溪述，實係後人整理丹溪有關醫籍大要編纂而成。全書分述内、外、婦、兒各科各種病證的病因和證治，内容較爲全面。

《丹溪醫按》：不分卷，清常熟楊鶴峰秘藏鈔本，前有明洪武丁巳王行序，列三十八門，實載三百四十五案，後有成化甲辰張習跋，同治丙寅楊鶴峰恐庵校後識語。本書爲原始醫案，文字較爲樸素，後之《名醫類案》《續名醫類案》《古今醫案按》諸書載録時均有所修飾、改動。

《丹溪治痘要法》：不分卷，收於明嘉靖戊午童氏樂志堂刻《奚囊廣要》，卷首題爲太醫院永嘉侯弼公輔編校，卷末：梁溪施衿三復校。

以上十種著述的學術特點及貢獻，本次校勘采用的底本、主校本和參校本，詳各書之「整理説明」。

丹溪還親著《風水問答》一書，佚失已久，今得以發掘。本書雖非醫學著作，但主張卜居室，醫卜相通，也有關衛生，有關醫學，故收録作爲附録一。對丹溪的生平和醫迹，在深入調查考證的基礎上，編撰《朱丹溪生平事迹及學術思想》和《朱丹溪年譜》，作爲附録二、附録三，以彌補以往在這方面研究之不足。

本次校注原則上遵照原衛生部中醫司中醫古籍整理出版辦公室一九八四年公布的《中醫古籍校注通則》和中醫藥古籍保護和利用能力建設項目辦公室二〇一〇年頒發

的《中醫藥古籍整理細則（試行）》有關規定進行，同時參照古籍整理的一般原則，具體方法如下：

第一，校勘時綜合運用對校、本校、他校、理校的方法，一般以對校、本校、他校爲主，慎用理校。

第二，底本與校本不一，若顯係底本錯訛（包括訛、脱、衍、倒）而校本正確者，則據校本改正，并出校記。

第三，底本與校本不一，如屬校本有誤而底本不誤者，則不出校記；若難以肯定何者爲是，但以校本文義較勝而有一定參考價值，或兩者文字均有可取，需要并存者，則出校記，説明互異之處，但不改動底本原文。

第四，底本與校本雖一致，但按文義疑有訛、脱、衍、倒之類，又無法予以他校、理校者，則保留原文，出校存疑待考。

第五，對少數難以理解的中醫學名詞、術語和陌生的書名等予以訓釋，用淺顯的文句説明其含義。古字、異體字、俗字予以徑改。通假字不改。避諱字回改。

第六，對原書中明顯係刻印錯誤的，如「上」「土」、「大」「火」、「己」「巳」

「已」等，徑直改正，不出校。

第七，原書目録較紊亂，本書整理時據正文重新編排各書的目録，并作相關説明。

本書能較準確、較完整地反映丹溪的學術思想和診治經驗，并充實既往國内對朱氏生平考研之不足，有很高的學術和應用價值。適合於廣大中醫藥、中西醫結合人員和中醫院校學生閱讀和參考，也是中醫愛好者的良好讀物。

最後，承蒙國醫大師、浙江中醫學院原院長何任教授爲本書作序，謹表衷心的感謝！

限於水平，錯誤和不足之處在所難免，懇請同道批評指正。

丹溪醫書集成編委會

二〇一一年八月擬定

二〇二四年十一月定稿

格致餘論

施仁潮　點校

整理説明

一、《格致餘論》概況

《格致餘論》爲朱丹溪的代表作，撰寫於元至正七年（一三四七）。丹溪自序介紹因「古人以醫爲吾儒格物致知一事」，遂以「格致餘論」爲書名。

全書一卷，共收録醫論四十二篇，涉及内容相當廣泛，着重闡述了「陽常有餘，陰常不足」醫理，其「相火論」的觀點在書中得到極致發揮，其中對養生學、老年醫學、優生學等方面都有許多獨到見解。論養生有《飲食色欲箴》《養老論》等，論生理病理有《受胎論》《陽有餘陰不足論》等，論診斷有《澀脈論》《治病先觀形色然後察脈問證論》等，論治則有《治病必求其本論》《大病不守禁忌論》等，病證論治有

《痛風論》《痎瘧論》等，涉及方藥的有《脾約丸論》《石膏論》等。

二、學術特點及貢獻

（一）闡述「陽常有餘，陰常不足」理論

《陽有餘陰不足論》是《格致餘論》中的重要篇章，其論闡述「陽常有餘，陰常不足」的學術觀點，强調保護陰精的必要，是丹溪倡導養陰學説的集中體現。

其論從「天人相應」的角度，論述了人身「氣常有餘，血常不足」，指出「人身之陰氣，其消長視月之盈缺」。同時指出，在生命的生、長、壯、老、已過程中，陰氣難成易虧，四十歲以後，「陰氣自半」；而「人之情欲無涯」，又往往受諸多外界因素的影響，「温柔之盛於體，聲音之盛於耳，顏色之盛於目，馨香之盛於鼻」，種種物欲的刺激，人心往往難以克制而妄動，「心動則相火亦動，動則精自走，相火翕然而起，雖不交會，亦暗流而疏泄矣」。據此，丹溪强調，「陽有餘陰不足」是生理之必

然，病理之轉歸，保養大法在於收心養心，宜避一年之虚、一月之虚、一日之虚，以及病後之虚，保全天和。丹溪説的一年之虚，是指夏月火土之旺、冬月火氣之伏的四、五、六、十、十一月；一月之虚，是指上弦前下弦後，月廓月空之時；一日之虚，爲「大風大霧，虹霓飛雹，暴寒暴熱，日月薄蝕，憂愁忿怒，驚恐悲哀，醉飽勞倦，謀慮勤動」；病者之虚：「若病患初退，瘡痍正作」。丹溪還將身體衰敗的原因歸結於犯此四虚，指出：若犯此四者之虚，「夫當壯年，便有老態，仰事俯育，一切隳壞」。

（二）闡述「相火爲病」觀點

《相火論》是《格致餘論》中另一篇重要文章，其中心思想是闡述「相火爲病」的觀點，强調火易動，陰易傷，要重視陰精的養護。

劉完素提出外感六氣皆能化火之説，闡發火熱病機，善治火熱病證，自成體系。丹溪爲其三傳弟子，承其説，且多發明。《相火論》中對内生火熱的發病機理有創造性的論述：相火寄於肝腎，源於精血，火易亢盛妄動，火妄動爲賊邪，必傷耗陰精，陰傷會變生各種病證，「陰虚則病，陰絶則死」。人之虚在陰，陰之傷在火，火之起在動。其論環環相扣，細緻縝密。對於疾病譜發生變化，精神心理因素日以爲烈的今天，丹溪之説，於臨床施治，於養生保健，其現實意義不可小視。

（二）倡導節制色欲

基於「陽常有餘，陰常不足」，「相火爲病甚多」，在《飲食色欲箴》《房中補益論》等篇中，丹溪闡述了「節欲」這一養生觀點，倡導節制色欲，抑制相火，保護陰精。

丹溪解答房中補益法的提問説：人之疾病生於動，其動之極也，病而死矣。他指出，心爲火居上，腎爲水居下，水能昇而火能降，一昇一降，無有窮已，故生意存焉。水之體静，火之體動，動易而静難，故儒者立教，曰正心、收心、養心，即所以防火之動於妄；醫者立教，恬淡虚無，精神内守，亦所以遏火之動於妄也。他還説，相火藏於肝腎陰分，君火不妄動，相火惟有禀命守位而已，「焉有燔灼之虐焰、飛走之狂勢也哉！」在《飲食色欲箴》中，丹溪批評那些徇情縱欲者惟恐不及，濟以燥毒，終將傷血氣，身亦悴；諄諄告誡：養生之道，在於「遠彼帷薄，放心乃收，飲食甘美，身安病瘳」。

（四）茹淡節飲食

《飲食色欲箴》說，山野貧賤，澹薄是諳，動作不衰，此身亦安。其因在於節飲食，而味者，「因縱口味，五味之過，疾病蜂起」，只有「守口如瓶，服之無斁」。反映了丹溪在飲食調養上的清潤滋養主張。

《茹淡論》更是推崇茹淡節食之理。丹溪指出，茹淡飲食是天所賦的自然冲和之味，最有養陰之功，以補人體之陰精，而助人長壽。他說：「安於冲和之味者，心之收，火之降也」，「天之所賦者，若穀菽菜果，自然冲和之味，有食之補陰之功，此《内經》所謂味也」。至於「大麥與栗之鹹，粳米、山藥之甘，葱、薤之辛之類，皆味也」，其中粳米最有補陰之功，「彼粳米甘而淡者，土之德也，物之屬陰而最補者也」，强調茹淡，節制飲食，以自然五味補養陰精。

（五）重養老，慎慈幼

《格致餘論》中有養老、慈幼專論，揭示老人、小兒的生理病理特點，强調慎起居，調情志，節飲食，忌温燥。

《養老論》：人生至六七十以後，精血俱耗，平居無事，已有熱證，故有頭昏目眵、肌癢溺數、鼻涕牙落、涎多寐少、足弱耳聵、健忘眩暈、腸燥面垢、髮脱眼花、久坐兀睡、未風先寒、食則易飢、笑則有泪諸證。故此，不但烏附丹劑燥烈不可妄用，至於好酒膩肉、濕麵油汁、燒炙煨炒、辛辣甜滑，皆在所忌。他説，人身之陰難成易虧，「六七十後，陰不足以配陽，孤陽幾欲飛越，因天生胃氣尚爾留連，又藉水穀之陰，故羈縻而定耳」，尤當謹節飲食。

《慈幼論》强調，人十六歲以前，血氣俱盛，惟陰長不足，腸胃尚弱，要注意養護。如稠粘乾硬、酸鹹甜辣，一切魚肉、木果、濕麵、燒炙、煨炒，但凡發熱難化之物，皆宜禁絶。他還重視乳母的飲食對小兒的影響，他説：「兒之在胎，與母同體，得熱則俱熱，得寒則俱寒，病則俱病，安則俱安。母之飲食起居，尤當慎密。」即是説：乳子之母，「飲食下咽，乳汁便通，情欲動中，乳脈便應。病氣到乳，汁必凝滯。兒得此乳，疾病立至」，或生熱，或吐瀉，或瘡疾，爲口糜，爲驚搐，爲夜啼，爲腹痛，種種不一。他强調要細察小兒病證表現，調節好母親飲食，母安則子亦安。

（六）婦科調治

《格致餘論》中有許多婦科疾病調治的篇章，内容涉及受胎、墮胎、難産、月經病、乳房病等。

《受胎論》講述「陰陽交媾，胎孕乃凝」之理。《胎自墮論》論墮胎之由，强調重視血氣的養護，避免墮於内熱而虚者。《難産論》强調補其母氣，使兒健而易産。《經水或紫或黑論》講述月經的變化，謂經水即陰血，血爲氣之配，氣熱則熱，氣寒則寒，氣昇則昇，氣降則降，氣凝則凝，氣滯則滯，氣清則清，氣濁則濁。見有成塊者，氣之凝也；將行而痛者，氣之滯也；來後作痛者，氣血俱虚也；色淡者，亦虚也；錯經妄行者，氣之亂也；紫者，氣之熱也；黑者，熱之甚也。他反對一概將經紫、黑、作痛、成塊，指爲風冷，要求重視熱甚兼水化的機理，慎用温熱之劑。

《乳硬論》論乳房結核發病與治療，突出陽明、厥陰經的作用。其論：「乳房，陽明所經；乳頭，厥陰所屬。乳子之母，不知調養，怒忿所逆，鬱悶所遏，厚味所釀，以致厥陰之氣不行，故竅不得通而汁不得出。陽明之血沸騰，故熱甚而化膿。亦有所乳之子，膈有滯痰，口氣焮熱，含乳而睡，熱氣所吹，遂生結核。」治療上，初起時揉令稍軟，吮令汁透，使能消散；癰瘍成後，當疏厥陰之滯，清陽明之熱，行污濁之血，消腫導毒。

（七）强調氣血痰鬱致病

《格致餘論》中還反映了丹溪對氣血痰鬱致病的學術觀點。如《乳硬論》的「憂怒鬱悶，昕夕積累，脾氣消阻，肝氣横逆，遂成隱核」論述，短短數語，將情志對發病的影響放到了突出的位置；《經水或紫或黑論》描述的「血爲氣之配，氣熱則熱，氣寒則寒，氣昇則昇，氣降則降，氣凝則凝，氣滯則滯，氣清則清，氣濁則濁」，强調了氣血在病理上的互爲影響。

《倒倉論》的「糟粕之餘，停痰瘀血，互相糾纏，日積月深，鬱結成聚……發爲癱瘓，爲癆瘵，爲蠱脹，爲癩疾，爲無名奇病」；《臌脹論》的「清濁相混，隨道壅塞，氣化濁血，瘀鬱而爲熱。熱留而久，氣化成濕，濕熱相生，遂成脹滿」；《疝氣論》的「此證始於濕熱在經，鬱而至久，又得寒氣外束，濕熱之邪不得疏散，所以作痛」；《痛風論》的「彼痛風者，大率因血受熱已自沸騰，其後或涉冷水，或立濕地，或扇取凉，或卧當風，寒凉外摶，熱血得寒，污濁凝澀，所以作痛」，等等，反映了丹溪重視濕熱痰瘀在發病中的作用，這對於臨床識證用藥有着重要的指導意義。

（八）保護人體正氣，慎用攻法

丹溪治病的一大特色是强調保護人體正氣，慎用攻法，即所謂「陰易乏，陽易亢，攻擊宜詳審，正氣須保護」，「攻擊之法，必其人充實，禀質本壯，乃可行也。否則邪去而正氣傷，小病必重，重病必死」。這一觀點還反映在他對臌脹的論治中。他論臌脹，謂由七情内傷，六淫外侵，飲食不節，房勞致虚，脾土之陰受傷，轉運之官失職，清濁相混，隧道壅塞，遂成脹滿，治療中要時時顧護正氣，不可攻伐太過。故有「此病（臌脹）之起，或三五年，或十餘年，根深矣，勢篤矣，欲求速效，自求禍耳」的論述。書中還有《病邪雖實胃氣傷者勿使攻擊論》《虚病痰病有似邪祟論》等，所用篇名即表明了對虚證論治的審慎。所有這些不凡的學術見解，有助於指導臨床權衡邪正虚實確切施治。

（九）治病必求其本

丹溪説，病之有本，猶草之有根也。去葉不去根，草猶在也。治病猶去草，病在臟而治腑，病在表而攻裏，非惟戕賊胃氣，抑且資助病邪。

《治病必求其本論》中記録丹溪族叔祖，積痰在肺，夏末患泄利；王仲延每日食物必屈曲自膈而下，且硬澀作微痛；鄰人下疳瘡證，三人俱是澀脈。丹溪强調，同是澀脈，病證不同，或帶弦，或不弦，治法迥别，其要在於求其本而治。

《惡寒非寒病惡熱非熱病論》强調要深究寒或熱之根本原因，求本論治。《治病先觀形色然後察脈問證論》推崇《内經》診病之道，觀人勇怯、肌肉、皮膚，能知其情，辨其虚實，知其宜與不宜，審慎從事。

三、校勘版本説明

《格致餘論》爲朱氏晚年自撰的中醫理論著作，成書於元至正七年（一三四七）。

元代即有刻本問世。明萬曆二十九年（一六〇一），吴勉學校刻《古今醫統正脈全書》，收録其書。《東垣十書》多種刻本均有收録。清光緒庚子年間（一九〇〇）的《丹溪全書》刻本有收録。一九五六年，人民衛生出版社曾有《格致餘論》影印本印行。浙江省中醫藥研究院文獻研究室編校的《丹溪醫集》中，《格致餘論》列爲第一種。二〇〇五年八月，人民衛生出版社出版《中醫臨床必讀叢書》，其中《格致餘論》一書由施仁潮整理。

經調研，鎮江市圖書館藏康有爲鑒定本實爲明刻本。本次校注采用該本爲底本，明萬曆二十九年《古今醫統正脈全書》本（簡稱正脈本）爲主校本，嶺南雲林閣《東垣十書》本（簡稱雲林閣本）、光緒庚子《丹溪全書》本（簡稱庚子本），以及施仁潮整理本爲參校本。

目録

序[一]

《素問》，載道之書也。詞簡而義深，去古漸遠，衍文錯簡，仍或有之，故非吾儒不能讀。學者以易心求之，宜其茫若望洋，淡如嚼蠟，遂直以爲古書不宜於今，厭而棄之，相率以爲《局方》之學。間有讀者，又以濟其方技，漫不之省。醫道隱晦，職此之由，可嘆也。

震亨三十歲時，因母之患脾疼，衆工束手，由是有志於醫，遂取《素問》讀之，三年似有所得。又二年，母氏之疾，以藥而安。因追念先子之内傷、伯考之瞀悶、叔考之鼻衄、幼弟之腿痛、室人之積痰，一皆歿於藥之誤也，心膽摧裂，痛不可追，然猶慮學之未明。至四十歲，復取而讀之，顧以質鈍，遂朝夕鑽研，缺其所可疑，通其所可通。又四年，而得羅太無諱知悌者爲之師。因見河間、戴人、東垣、海藏諸書，

[一] 此序底本缺，據正脈本補。

始悟濕熱相火爲病甚多。又知醫之爲書，非《素問》無以立論，非《本草》無以立方。有方無論，無以識病；有論無方，何以模仿。

夫假説問答，仲景之書也，而詳於外感；明著性味，東垣之書也，而詳於内傷。醫之爲書，至是始備，醫之爲道，至是始明，由是不能不致疑於《局方》也。《局方》流行，自宋迄今，罔間南北，翕然而成俗，豈無其故哉！徐而思之，濕熱相火，自王太僕注文，已成湮没，至張、李諸老，始有發明。人之一身，陰不足而陽有餘，雖諄諄然見於《素問》，而諸老猶未表彰，是宜《局方》之盛行也。

震亨不揣蕪陋，陳於編册，并述《金匱》之治法，以證《局方》之未備，間以己意附之於後。古人以醫爲吾儒格物致知一事，故目其篇曰「格致餘論」，未知其果是否耶？後之君子，幸改而正諸。

飲食色欲箴

序

《傳》曰：飲食男女，人之大欲存焉。予每思之，男女之欲，所關甚大，飲食之欲，於身尤切，世之淪胥陷溺於其中者，蓋不少矣。苟志於道，必先於此究心焉。因作飲食、色欲二箴，以示弟侄，并告諸同志云。

飲食箴

人身之貴，父母遺體，爲口傷身，滔滔皆是。人有此身，飢渴洊興，乃作飲食，以遂其生。眷彼昧者，因縱口味，五味之過，疾病蜂起。病之生也，其機甚微，饞涎所牽，忽而不思。病之成也，飲食俱廢，憂貽父母，醫禱百計。山野貧賤，澹薄是諳，動作不衰，此身亦安。均氣同體，我獨多病，悔悟一萌，塵開鏡净。曰節飲食，

《易》之象辭，養小失大，孟子所譏。口能致病，亦敗爾德，守口如瓶，服之無斁。

色欲箴

惟人之生，與天地參，坤道成女，乾道成男。配爲夫婦，生育攸寄，血氣方剛，惟其時矣。成之以禮，接之以時，父子之親，其要在茲。眷彼昧者，徇情縱欲，惟恐不及，濟以燥毒。氣陽血陰，人身之神，陰平陽秘，我體長春。血氣幾何，而不自惜，我之所生，翻爲我賊。女之耽兮，其欲實多，閨房之肅，門庭之和。士之耽兮，其家自廢，既喪厥德，此身亦瘁。遠彼帷薄，放心乃收，飲食甘美，身安病瘳。

陽有餘陰不足論

人受天地之氣以生，天之陽氣爲氣，地之陰氣爲血，故氣常有餘，血常不足。何以言之？天地爲萬物父母，天，大也，爲陽，而運於地之外；地，居天之中，爲陰，天之大氣舉之。日，實也，亦屬陽，而運於月之外；月，缺也，屬陰，禀日之光以爲明者也。人身之陰氣，其消長視月之盈缺，故人之生也，男子十六歲而精通，女子十四歲而經行。是有形之後，猶有待於乳哺水穀以養，陰氣始成，而可與陽氣爲配，以能成人，而爲人之父母。古人必近三十、二十而後嫁娶，可見陰氣之難於成，而古人之善於攝養也。《禮記》注曰：惟五十然後養陰者有以加。《内經》曰：年至四十，陰氣自半，而起居衰矣。又曰：男子六十四歲而精絶，女子四十九歲而經斷。夫以陰氣之成，止供給得三十年之視聽言動，已先虧矣，人之情欲無涯，此難成易虧之陰氣，若之何而可以供給也？

《經》曰：陽者，天氣也，主外；陰者，地氣也，主内。故陽道實，陰道虚。又曰：至陰虚，天氣絶；至陽盛，地氣不足。觀虚與盛之所在，非吾之過論。主閉藏者，腎也；司疏泄者，肝也。二臟皆有相火，而其繫上屬於心。心，君火也，爲物所感則易動。心動則相火亦動，動則精自走，相火翕然而起，雖不交會，亦暗流而疏泄矣。所以聖賢只是教人收心養心，其旨深矣。

天地以五行更迭衰旺而成四時，人之五臟六腑亦應之而衰旺。四月屬巳，五月屬午，爲火大旺，火爲肺金之夫，火旺則金衰。六月屬未，爲土大旺，土爲水之夫，土旺則水衰。况腎水常藉肺金爲母，以補助其不足，故《内經》諄諄於資其化源也。古人於夏，必獨宿而淡味，兢兢業業於愛護也。保養金水二臟，正嫌火土之旺爾。《内經》曰：冬不藏精者，春必病温。十月屬亥，十一月屬子，正火氣潜伏閉藏，以養其本然之真，而爲來春發生昇動之本。若於此時恣嗜欲以戕賊，至春昇之際，下無根本，陽氣輕浮，必有温熱之病。夫夏月火土之旺，冬月火氣之伏，此論一年之虚耳。若上弦前、下弦後，月廓月空，亦爲一月之虚。大風大霧，虹霓飛電，暴寒暴熱，日月薄蝕，憂愁忿怒，驚恐悲哀，醉飽勞倦，謀慮勤動，又皆爲一日之虚。若病患初退，瘡痍正作，尤不止於一日之虚。今日多有春末夏初，患頭痛脚軟，食少體熱，仲景謂春夏劇，秋冬差，而脉弦大者，正世俗所謂疰夏病。若犯此四者之虚，似難免此。夫當壯年，便有老態，仰事俯育，一切隳壞。興言至此，深可驚懼。古人謂不見所欲，使心不亂。夫以温柔之盛於體，聲音之盛於耳，顔色之盛於目，馨香之盛於鼻，誰是鐵漢，心不爲之動也？善攝生者，於此五個月，出居於外，苟值一月之虚，亦宜暫遠帷幕，各自珍重，保全天和，期無負敬身之教，幸甚！

治病必求其本論

病之有本，猶草之有根也。去葉不去根，草猶在也。治病猶去草，病在臟而治腑，病在表而攻裏，非惟戕賊胃氣，抑且資助病邪，醫云乎哉！

族叔祖，年七十，禀甚壯，形甚瘦，夏末患泄利至深秋，百方不應。予視之曰：病雖久而神不悴，小便澀少而不赤，兩手脈俱澀而頗弦。自言膈微悶，食亦減，因悟曰：此必多年沉積，僻在胃腸。詢其平生喜食何物，曰：我喜食鯉魚，三年無一日缺。予曰：積痰在肺，肺爲大腸之臟，宜大腸之本不固也，當與澄其源而流自清。以茱萸、陳皮、青葱、蔍苜[一]根、生薑煎濃湯，和以砂糖，飲一碗許，自以指探喉中。至半時辰，吐痰半升許，如膠，是夜減半。次早又飲，又吐半升而利止。又與平胃散加白术、黄連，旬日而安。

[一]「蔍苜」：庚子本作「蘆薈」。

東陽王仲延遇諸途，來告曰：我每日食物必屈曲自膈而下，且硬澀作微痛，它無所苦，此何病？脈之，右甚澀而關尤沉，左却和。予曰：污〔二〕血在胃脘之口，氣因鬱而爲痰，此必食物所致。明以告我，彼亦不自覺。予又曰：汝去臘食何物爲多？曰：我每日必早飲點剁酒兩三盞，逼寒氣。爲製一方，用韭汁半銀盞，冷飲細呷之，盡韭葉半斤而病安。已而果然。

又，一鄰人，年三十餘，性狡而躁，素患下疳瘡，或作或止。夏初患白利，膈上微悶，醫與治中湯兩帖，昏悶若死，片時而蘇。予脈之，兩手皆澀，重取略弦似數。予曰：此下疳瘡之深重者。與當歸龍薈丸去麝，四帖而利減，又與小柴胡去半夏，加黄連、芍藥、川芎、生薑煎，五六帖而安。

彼三人者，俱是澀脈，或弦或不弦，而治法迥別，不求其本，何以議藥。

〔二〕「污」：庚子本作「瘀」。

澀脈論

人一呼脈行三寸，一吸脈行三寸，呼吸定息，脈行六寸；一晝一夜，一萬三千五百息，脈行八百一十丈，此平人血氣運行之定數也。醫者欲知血氣之病與不病，非切脈不足以得之。

脈之狀不一，載於《脈經》者，二十有四，浮、沉、芤、滑、實、弦、緊、洪、微、緩、澀、遲、伏、濡、弱、數、細、動、虛、促、結、代、革、散，其狀大率多兼見。人之爲病有四，曰寒曰熱，曰實曰虛。故學脈者，亦必以浮、沉、遲、數爲之綱，以察病情，此不易之論也。

然澀之見，固多虛寒，亦有痼熱爲病者。醫於指下見有不足之氣象，便以爲虛，或以爲寒，孟浪與藥，無非熱補，輕病爲重、重病爲死者多矣。何者？人之所藉以爲生者，血與氣也。或因憂鬱，或因厚味，或因無汗，或因補劑，氣騰血沸，清化爲濁，老痰宿飲，膠固雜糅，脈道阻澀，不能自行，亦見澀狀。若重取至骨，來似有力且帶數，以意參之，於證驗之，形氣但有熱證，當作痼熱可也。此論爲初學者發，圓機之士，必以爲贅。

東陽吴子，方年五十，形肥味厚，且多憂怒，脈常沉澀，自春來得痰氣病，醫認爲虚寒，率與燥熱香竄之劑。至四月間，兩足弱，氣上衝，飲食減，召我治之。予曰：此熱鬱而脾虚，痿厥之證作矣。形肥而脈沉，未是死證，但藥邪太盛，當此火旺，實難求生。且與竹瀝下白术膏，盡二斤，氣降食進，一月後大汗而死。書此以爲諸賢覆轍戒云。

養老論

人生至六十七十以後，精血俱耗，平居無事，已有熱證，何者？頭昏目眵，肌癢溺數，鼻涕牙落，涎多寐少，足弱耳聵，健忘眩暈，腸燥面垢，髮脱眼花，久坐兀睡，未風先寒，食則易飢，笑則有泪，但是老境，無不有此。

或曰：《局方》烏附丹劑，多與老人爲宜，豈非以其年老氣弱下虚，理宜温補？

今子皆以爲熱，烏附丹劑將不可施之老人耶？余曉之曰：奚止烏附丹劑不可妄用，至於好酒膩肉、濕麵油汁、燒炙煨炒、辛辣甜滑，皆在所忌。

或曰：子何愚之甚耶？甘旨養老，經訓具在，爲子爲婦，甘旨不及，孝道便虧，而吾子之言若是，其將有說以通之乎？願聞其略。予愀然應之曰：正所謂道并行而不悖者，請詳言之。古者，井田之法行，鄉間之教興，人知禮讓，比屋可封，肉食不及幼壯，五十才方食肉。强壯恣饕，比及五十，疾已蜂起，氣耗血竭，筋柔骨痿，腸胃壅閼，涎沫充溢。而况人身之陰難成易虧，六七十後，陰不足以配陽，孤陽幾欲飛越，因天生胃氣尚爾留連，又藉水穀之陰，故羈縻而定耳。所陳前證，皆是血少。《内經》曰：腎惡燥。烏附丹劑，非燥而何？夫血少之人，若防風、半夏、蒼术、香附，但是燥劑且不敢多，况烏附丹劑乎！

或者又曰：一部《局方》，悉是温熱養陽，吾子之言，無乃謬妄乎？予曰：《局方》用燥劑，爲劫濕病也，濕得燥則豁然而收。《局方》用暖劑，爲劫虚病也。補腎不如補脾，脾得温則易化而食味進，下雖暫虚，亦可少回。《内經》治法，亦許用劫，正是此意，蓋爲質厚而病淺者設，此亦儒者用權之意。若以爲經常之法，豈不大誤？彼老年之人，質雖厚，此時亦近乎薄；病雖淺，其本亦易以撥，而可以劫藥取速效乎？若夫形肥者血少，形瘦者氣實，間或有可用劫藥者，設或失手，何以取救？吾寧稍遲，計出萬全，豈不美乎！烏附丹劑，其不可輕餌也明矣。

至於飲食，尤當謹節。夫老人内虚脾弱，陰虧性急，内虚胃熱則易飢而思食，脾弱難化則食已而再飽，陰虚難降則氣鬱而成痰。至於視聽言動，皆成廢懶；百不如意，怒火易熾；雖有孝子順孫，亦是動輒扼腕，况未必孝順乎！所以物性之熱者，炭火製作者，氣之香辣者，味之甘膩者，其不可食也明矣。雖然腸胃堅厚、福氣深壯者，世俗觀之，何妨奉養，縱口固快一時，積久必爲灾害。由是觀之，多不如少，少不如絶。爽口作疾，厚味措毒，前哲格言，猶在人耳，可不慎歟！

或曰：如子之言，殆將絶而不與，於汝安乎？予曰：君子愛人以德，小人愛人以姑息，况施於所尊者哉！惟飲與食，將以養生，不以致疾，若以所養，轉爲所害，恐非君子之所謂孝與敬也。然則，如之何則可？曰：好生惡死，好安惡病，人之常情。爲子爲孫，必先開之以義理，曉之以物性，旁譬曲喻，陳説利害，意誠辭確，一切以敬慎行之。又次以身先之，必將有所感悟，而無扞格之逆矣。吾子所謂絶而不與，施於有病之時，尤是孝道。若無病之時，量酌可否？以時而進，某物不食，某物代之，又何傷於孝道乎？若夫平居閒話，素無開導誘掖之言，及至飢腸已鳴，饞涎已動，飲食在前，馨香撲鼻，其可禁乎？《經》曰：以飲食忠養之。忠之一字，恐與此意合，請勿易看過。

予事老母，固有愧於古者，然母年逾七旬，素多痰飲，至此不作，節養有道，自謂有術。只因大便燥結，時以新牛乳、猪脂和糜粥中進之，雖以暫時滑利，終是膩物積多。次年夏時，鬱爲粘痰，發爲脅瘡，連日作楚，寐興隕獲。爲之子者，置身無地。因此苦思而得「節養」之説，時進參、术等補胃補血之藥，隨天令加減，遂得大腑不燥，面色瑩潔，雖覺瘦弱，終是無病，老境得安，職此之由也。因成一方，用參、术爲君，牛膝、芍藥爲臣，陳皮、茯苓爲佐，春加川芎，夏加五味、黄芩、麥門冬，冬加當歸身，倍生薑。一日或一帖，或二帖，聽其小水才覺短少，便進此藥。小水之長如舊，即是却病捷法。

後到東陽，因聞老何安人性聰敏，七十以後，稍覺不快，便却粥數日，單進人參湯數帖而止。後九十餘，無疾而卒。以其偶同，故筆之以求是正。

慈幼論

人生十六歲以前，血氣俱盛，如日方昇，如月將圓，惟陰長不足，腸胃尚脆而窄，養之之道，不可不謹。

童子不衣裘帛，前哲格言，俱在人耳。裳，下體之服。帛，温軟甚於布也；裘皮衣，温軟甚於帛也〔一〕。蓋下體主陰，得寒凉則陰易長，得温暖則陰闇消，是以下體不與帛絹夾厚温暖之服，恐妨陰氣，實爲確論。

血氣俱盛，食物易消，故食無時。然腸胃尚脆而窄，若稠粘乾硬、酸鹹甜辣，一切魚肉、木果、濕麵、燒炙、煨炒，但是發熱難化之物，皆宜禁絶。只與乾柿、熟菜、白粥，非惟無病，且不縱口，可以養德。此外生栗味鹹，乾柿性凉，可爲養陰之助。然栗大補，柿大澀，俱爲難化，亦宜少與。婦人無知，惟務姑息，畏其啼哭，無

〔一〕「裘皮衣，温軟甚於帛也」：正脈本、雲林閣本無。

所不與，積成痼疾，雖悔何及。所以富貴驕養，有子多病，迨至成人，筋骨柔弱，有疾則不能忌口以自養，居喪則不能食素以盡禮，小節不謹，大義亦虧，可不慎歟！

至於乳子之母，尤宜謹節。飲食下咽，乳汁便通；情欲動中，乳脈便應。病氣到乳，汁必凝滯。兒得此乳，疾病立至，不吐則瀉，不瘡則熱，或爲口糜，或爲驚搐，或爲夜啼，或爲腹痛。病之初來，其溺必甚少，便須詢問，隨證調治，母安亦安，可消患於未形也。夫飲食之擇，猶是小可，乳母禀受之厚薄，情性之緩急，骨相之堅脆，德行之善惡，兒能速肖，尤爲關係。

或曰：可以已矣。曰：未也。古之胎教，具在方册，愚不必贅。若夫胎孕致病，事起茫昧，人多玩忽，醫所不知。兒之在胎，與母同體，得熱則俱熱，得寒則俱寒，病則俱病，安則俱安。母之飲食起居，尤當慎密。

東陽張進士次子，二歲，滿頭有瘡，一日瘡忽自平，遂患痰喘。予視之曰：此胎毒也，慎勿與解利藥。衆皆愕然。予又曰：乃母孕時所喜何物？張曰：辛辣熱物，是其所喜。因口授一方，用人參、連翹、芎、連、生甘草、陳皮、芍藥、木通，濃煎，沸湯入竹瀝與之，數日而安。或曰：何以知之？曰：見其精神昏倦，病受得深，決無外感，非胎毒而何？

予之次女，形瘦性急，體本有熱，懷孕三月，適當夏暑，口渴思水，時發小熱，遂教以四物湯加黄芩、陳皮、生甘草、木通，因懶於煎煮，數帖而止。其後此子二歲，瘡痍遍身，忽一日其瘡頓愈，數日遂成痎瘧。予曰：此胎毒也。瘡若再作，病必自安。已而果然。若於孕時確守前方，何病之有？

又陳氏女，八歲時得癇病，遇陰雨則作，遇驚亦作，口出涎沫，聲如羊鳴。予視之曰：此胎受驚也。其病深痼，調治半年，病亦可安。仍須淡味以佐藥功，與燒丹元，繼以四物湯入黄連，隨時令加減，半年而安。

夏月伏陰在内論

天地以一元之氣化生萬物，根於中者曰神機，根於外者曰氣血，萬物同此一氣。人靈於物，形與天地參而爲三者，以其得氣之正而通也。故氣升亦升，氣浮亦浮，氣降亦降，氣沉亦沉。

人與天地同一橐籥，子月一陽生，陽初動也；寅月三陽生，陽初出於地也，此氣之昇也；巳月六陽生，陽盡出於上矣，此氣之浮也。人之腹屬地氣，於此時浮於肌表，散於皮毛，腹中虚矣。《經》曰：夏月經滿，地氣溢滿，入經絡受血，皮膚充實。長夏氣在肌肉，所以表實。表實者，裏必虚。世言夏月伏陰在内，此陰字有虚之義，若作陰冷看，其誤甚矣。

或曰：以手捫腹，明知其冷，非冷而何？前人治暑病，有玉〔一〕龍丸、大順散、桂苓丸、單煮良薑與縮脾飲用草果等，皆行温熱之劑，何吾子不思之甚也？予曰：春夏養陽，王太僕謂春食凉，夏食寒，所以養陽也，其意可見矣。若夫凉臺水館、大扇風車、陰水寒泉、果冰雪凉之傷，自内及外，不用温熱，病何由安？詳玩其意，實非爲内伏陰而用之也。前哲又謂昇降浮沉則順之，寒熱温凉則逆之。若於夏月火令之時，妄投温熱，寧免實實虚虚之患乎？

或曰：巳月純陽，於理或通。五月一陰，六月二陰，非陰冷而何？予曰：此陰之

〔一〕「玉」：庚子本作「黄」。

初動於地下也。四陽浮於地上，燔灼焚燎，流金爍石，何陰冷之有？孫真人製生脈散，令人夏月服之，非虚而何？

痘瘡陳氏方論

讀前人之書，當知其立言之意，苟讀其書而不知其意，求適於用，不可得也。痘瘡之論，錢氏爲詳，歷舉源流經絡，明分表裏虚實，開陳其施治之法，而又證以論辯之言，深得著書垂教之體。學者讀而用之，如求方圓於規矩，較平直於準繩，引而伸之，觸類而長之，可爲無窮之應用也。今人不知致病之因，不求立方之意，倉卒之際，據證檢方，漫爾一試，設有不應，并其書而廢之，不思之甚也。近因《局方》之教久行，《素問》之學不講，抱疾談醫者，類皆喜溫而惡寒，喜補而惡解利，忽得陳氏方論，皆燥熱補劑，其辭確，其文簡，歡然用之，翕然信之，遂以爲錢氏不及陳氏遠矣。

或曰：子以陳氏方爲不足歟？曰：陳氏方誠一偏論，雖然亦可謂善求病情者，其意大率歸重於太陰一經。蓋以手太陰屬肺主皮毛也，足太陰屬脾主肌肉，肺金惡寒而易於感，脾胃土惡濕而無物不受。觀其用丁香、官桂，所以治肺之寒也；用附、术、半夏，所以治脾之濕也。使其肺果有寒，脾果有濕，而兼有虚也，量而與之，中病則止，何傷之有？今也不然，徒見其瘡之出遲者，身熱者，泄瀉者，驚悸者，氣急者，渴思飲者，不問寒熱虚實，率投木香散、异功散，間有偶中，隨手獲效，設或誤投，禍不旋踵。何者？古人用藥製方，有向導，有監製，有反佐，有因用。若錢氏方固未嘗廢細辛、丁香、白术、參、芪等，率有監製輔佐之藥，不專務於温補耳。然其用凉寒者多，而於輔助一法，略開〔一〕端緒，未曾深及，痴人之前，不可説夢，錢氏之慮至矣。亦將以候達者擴充推廣而用，雖然渴者用温藥，癢〔二〕塌者用補藥，自陳氏發之，迥出前輩，然其多用桂、附、丁香等燥熱，恐未爲適中也。何者？桂、附、丁香輩，當有寒而虚，固是的當，虚而未必寒者，其爲害當何如耶！陳氏立方之時，必有挾寒

〔一〕「開」：原作「聞」，據正脈本、雲林閣本改。
〔二〕「癢」：庚子本作「瘡」。

而痘瘡〔一〕者，其用燥熱補之，固其宜也。今未挾寒，而用一偏之方，寧不過於熱乎？予嘗會諸家之粹，求其意而用之，實未敢據其成方也，試舉一二以證之。

從子六七歲時患痘瘡，發熱微渴自利，一小方脈視之，用木香散，每帖又增丁香十粒，予切疑焉。觀其出遲，固因自利而氣弱；察其所下，皆臭滯陳積，因腸胃熱蒸而下也。恐非有寒而虛，遂急止之，已投一帖矣。繼以黄連解毒湯加白术，與十帖，以解丁香之熱，利止瘡亦出。其後肌常有微熱，而手足生癰癤，與凉劑調補，逾月而安。

又一男子，年十六七歲，發熱而昏，目無視，耳無聞，兩手脈皆豁大而略數，知其爲勞傷矣。時里中多發痘者，雖不知人，與藥則飲，與粥則食，遂教參、芪、當歸、白术、陳皮大料濃煎與之，飲至三十餘帖，痘始出，又二十餘帖，則成膿泡，身無全膚。或曰：病勢可畏，何不用陳氏全方治之？余曰：此但虛耳，無寒也。只守前方，又數十餘帖而安。後詢其病因，謂先四五日恐有出痘之病，遂極力樵採，連日出汗

〔一〕「必有挾寒而痘瘡」：庚子本作「必有挾寒而痘瘡陷塌」。

甚多，若用陳氏全方，寧無後悔？至正甲申春，陽氣早動，正月間，邑間痘瘡不越一家，卒投陳氏方，童幼死者百餘人，雖由天數，吾恐人事亦或未之盡也。

痛風論

氣行脈外，血行脈内，晝行陽二十五度，夜行陰二十五度，此平人之造化也。得寒則行遲而不及，得熱則行速而太過。内傷於七情，外傷於六氣，則血氣之運，或遲或速，而病作矣。

彼痛風者，大率因血受熱已自沸騰，其後或涉冷水，或立濕地，或扇取凉，或卧當風，寒凉外摶，熱血得寒，污[一]濁凝澀，所以作痛。夜則痛甚，行於陰也。治法以辛熱之劑，流散寒濕，開發腠理，其血得行，與氣相和，其病自安。然亦有數種治法稍異，謹書一二，以證予言。

〔一〕「污」：庚子本作「瘀」。

東陽傅文，年逾六十，性急作勞，患兩腿痛甚，動則甚痛。予視之曰：此兼虚證，當補血温血，病當自安。遂與四物湯加桃仁、陳皮、牛膝、生甘草煎，入生薑，研潛行散，熱飲三四十帖而安。

又朱宅閫内，年近三十，食味甚厚，性躁急，患痛風攣縮數月，醫禱不應。予視之曰：此挾痰與氣證，當和血疏氣導痰，病自安。遂以潛行散入生甘草、牛膝、炒枳殻、通草、陳皮、桃仁、薑汁，煎服，半年而安。

又鄰鮑六，年二十餘，因患血痢，用澀藥取效，後患痛風，叫號撼鄰。予視之曰：此惡血入經絡證。血受濕熱，久必凝濁，所下未盡，留滯隨〔一〕道，所以作痛。經久不治，恐成偏枯。遂與四物湯加桃仁、紅花、牛膝、黄芩、陳皮、生甘草，煎，入生薑，研潛行散，入少酒飲之，數十帖。又與刺委中，出黑血，近三合〔二〕而安。

或曰：比見鄰人用草藥研酒飲之，不過數帖，亦有安者，如子之言，類皆經久取

〔一〕「隨」：雲林閣本作「隧」。
〔二〕「合」：庚子本作「月」。

效，無乃太迂緩乎？予曰：此刼病草藥，石上采石絲爲之君，過山龍等佐之，皆性熱而燥者，不能養陰，却能燥濕。病之淺者，濕痰得燥即開，熱血得熱則行，亦可取效。彼病深而血少者，愈刼愈虚，愈刼愈深，若朱之病是也。子以我爲迂緩乎？

痎瘧論

《内經》謂夏傷於暑，秋傷於風，必有痎瘧。痎瘧，老瘧也。以其隔兩日一作，纏綿不休，故有是名。前賢俱有治法，然皆峻劑，有非稟受性弱與居養所移者所宜用也。惟許學士方有用參、芪等補劑，而又不曾深論，後學難於推測。

因見近年以來，五十歲以下之人，多是怯弱者，况嗜欲縱恣，十倍於前，以弱質而得深病，最難爲藥。始悟常山、烏梅、砒丹等爲刼痰之劑，若誤用之，輕病爲重，重病必死。何者？夫三日一作，陰受病也。作於子、午、卯、酉日，少陰瘧也；作於寅、申、巳、亥日，厥陰瘧也；作於辰、戌、丑、未日，太陰瘧也。瘧得於暑，當以汗解。或凉臺水閣，陰木冷地，他人揮扇，泉水澡浴，汗不得泄，鬱而成痰。其初感也，胃氣尚强，全不自覺。至於再感，懵然無知，又復恣意飲食，過分勞動，竭力房事，胃氣大傷，其病乃作。深根固蔕，宜其難愈。病者欲速愈，甘辛峻劑，醫者欲急利，遽爾輕投〔一〕。殊不知感風、感暑，皆外邪也，當以汗解。所感既深，決非一二升汗可除。亦有胃氣少回，已自得汗，不守禁忌，又復觸冒，舊邪未去，新邪又感，展轉沉滯，其病愈深。况來求治者，率皆輕試速效劫病之藥，胃氣重傷，吾知其難免於禍矣。由是甘爲遲鈍，範我馳驅，必先以參、术、陳皮、芍藥等補劑，輔以本經之藥，惟其取汗。若得汗而體虚，又須重用補劑以助之，俟汗出通身，下過委中，方是佳兆。仍教以淡飲食，省出入，避風就温，遠去帷薄，謹密調養，無有不安。若感病極深，雖有大汗，所感之邪，必自臟傳出至腑，其發也必亂而失期，亦豈是佳兆？故治此病，春夏爲易，秋冬爲難，非有他也，以汗之難易爲優劣也。

或曰：古方用砒丹、烏梅、常山得效者不爲少，子以爲不可用乎？予曰：腑受病者淺，一日一作。間一日一作者，是胃氣尚强，猶可與也。彼三日一作者，病已在臟

〔一〕「甘辛峻劑，醫者欲急利，遽爾輕投」：庚子本作「醫者欲急利，甘辛峻劑，遽便輕投」。

矣，在臟者難治。以其外感猶可治也，而可用劫藥以求速效乎？

前歲，憲僉詹公，禀甚壯，形甚强，色甚蒼，年近六十，二月得痎瘧，召我視之。知其飫於醲肥者，告之曰：須遠色食淡，調理浹月，得大汗乃安。公不悦。一人從旁曰：此易耳，數日可安。與劫藥三五帖，病退。旬日後又作，又與又退。綿延至冬，病猶未除，又來求治。予知其久得藥，痰亦少，惟胃氣未完，又天寒汗未透，遂以白术粥和丸與二斤，令其遇飢時且未食，取一二百丸，以熱湯下，只與白粥調養，盡此藥，當大汗而安。已而果然。如此者甚多，但藥略有加減，不必盡述。

病邪雖實胃氣傷者勿使攻擊論

凡言治國者，多借醫爲喻，仁哉斯言也。真氣，民也；病邪，賊盜也。或有盜賊，勢須剪除而後已。良相良將，必先審度兵食之虚實與時勢之可否，然後動。動涉輕妄，則吾民先困於盜，次困於兵，民困而國弱矣。行險僥幸，小人所爲。萬象森羅，果報昭顯，其可不究心乎？請舉一二，以爲凡例。

永康吕親，形瘦色黑，平生喜酒，多飲不困，年近半百，且有别館。忽一日，大惡寒發戰，且自言渴，却不飲。予診其脈大而弱，惟右關稍實略數，重取則澀。遂作酒熱内鬱，不得外泄，由表〔一〕熱而不〔二〕虚也。黄芪一物，以乾葛湯煎與之，盡黄芪二兩、乾葛一兩，大得汗，次早安矣。

又，葉先生患滯下，後甚逼迫，正合承氣證。予曰：氣口虚，形雖實，而面黄稍白，此必平昔食過飽而胃受傷，寧忍一兩日辛苦。遂與參、术、陳皮、芍藥等補藥十餘貼，至三日後，胃氣稍完，與承氣兩帖而安。苟不先補完胃氣之傷，而遽行承氣，吾恐病安之後，寧免瘦憊乎？

又一婢，色紫稍肥，性沉多憂，年近四十，經不行三月矣。小腹當中有一氣塊，初起如栗，漸如炊餅。予脈之，兩手皆澀，重取却有。試令按其塊痛甚，捫之高半寸，遂與《千金》消石丸。至四五次，彼忽自言乳頭黑且有汁，恐有娠。予曰：非

〔一〕「表」：庚子本作「裏」。
〔二〕「不」：庚子本作「表」。

也，澀脈無孕之理。又與三五帖，脈之稍覺虚豁。予悟曰：藥太峻矣。令止前藥，與四物湯倍加白术，佐以陳皮。至三十帖，候脈完再與消石丸。至四五次，忽自言塊消一暈，便令莫服。又半月，經行痛甚，下黑血半升，内有如椒核數十粒，乃塊消一半，又來索藥，以消餘塊。余曉之曰：勿性急，塊已開矣，不可又攻，若次月經行，當盡消矣。次月經行，下少黑血塊，又消一暈，又來問藥。余曰：但守禁忌，至次月必消盡。已而果然。大凡攻擊之藥，有病則病受之，病邪輕而藥力重，則胃氣受傷。夫胃氣者，清純冲和之氣也，惟與穀、肉、菜、果相宜。蓋藥石皆是偏勝之氣，雖參、芪輩爲性亦偏，况攻擊之藥乎！此婦胃氣自弱，好血亦少，若塊盡而却藥，胃氣之存者幾希矣。議論至此，醫云乎哉！

治病先觀形色然後察脈問證論

《經》曰：診脈之道，觀人勇怯、肌肉、皮膚，能知其情，以爲診法也。凡人之形，長不及短，大不及小，肥不及瘦。人之色，白不及黑，嫩不及蒼，薄不及厚。而况肥人濕多，瘦人火多。白者肺氣虚，黑者腎氣足。形色既殊，臟腑亦異。外證雖同，治法迥别。所以肥人責脉浮，瘦人責脉沉〔一〕，躁人疑脉緩，緩人疑脉躁，以其不可一概觀也。試陳一二，幸以例推。

東陽陳兄，露筋骨，體稍長。患體虚而勞，頭痛甚，至有决别之言。余察其脉，弦而大帶數，以人參、白术爲君，川芎、陳皮爲佐，至五六日未减，衆皆訝之，以藥之不對也。余曰：藥力有次第矣，更少俟一二宿當自安。忽其季來問曰：何不少加黄芪？予笑不答。又經一宿，忽自言病頓愈。予脉之，覺指下稍盛。又半日，病者言膈上滿，不覺飢，視其腹紋已隱矣。予曰：夜來藥中，莫加黄芪否？曰：然。止與三帖。遂速與二陳湯加厚朴、枳殼、黄連，以瀉其衛，三帖而安。

又，浦江義門鄭兄，年二十餘，秋間大發熱，口渴，妄言妄見，病似邪鬼。七八日後召我治。脉之，兩手洪數而實，視其形肥，面赤帶白，却喜露筋，脉本不實，凉藥所致。此因勞倦成病，與温補藥自安。曰：柴胡七八帖矣。以黄芪附子湯，冷與之

〔一〕本句「責脉浮」「責脉沉」之「責」：正脉本、雲林閣本作「貴」。

斂。三帖後，困倦鼾睡，微汗而解，脈亦稍軟。繼以黄芪白术湯，至十日，脈漸收斂而小，又與半月而安。

夫黄芪，補氣藥也。此兩人者，一則氣虚，一則氣實，便有宜、不宜存焉，可不審乎？

大病不守禁忌論

病而服藥，須守禁忌，孫真人《千金方》言之詳矣。但不詳言所以守禁忌之由，敢陳其略，以爲規戒。

夫胃氣者，清純冲和之氣，人之所賴以爲生者也。若謀慮神勞，動作形苦，嗜欲無節，思想不遂，飲食失宜，藥餌違法，皆能致傷。既傷之後，須用調補，恬不知怪，而乃〔一〕恣意犯禁，舊染之證，尚未消退，方生之證〔二〕，與日俱積。吾見醫藥將日

〔一〕「恬不知怪，而乃」：庚子本作「而乃，恬不知怪」。

〔二〕「尚未消退，方生之證」：正脈本無。

不暇給，而傷敗之胃氣，無復完全之望，去死近矣。

予族叔，形色俱實，痎瘧又患痢，自恃强健能食，絶無忌憚。一日召予曰：我雖病，却健而能食，但苦汗出耳，汝能止此汗否？予曰：痎瘧非汗出不能愈也，可慮者正在健與能食耳。此非痢也，胃熱善消，脾病不化，食積與病勢已甚矣。此時節擇飲食以養胃氣，省出入以避風寒，候汗透而安。叔曰：世俗謂無飽死痢，我今能食，何謂可慮？余曰：痢而能食者，知胃氣未病也，故言不死，非謂恣食不節擇者。不從所言，恣口大嚼，遇渴又多啖水果。如此者月餘後，雖欲求治，不可着手矣。淹淹又月餘而死。《内經》以驕恣不倫於理，爲不治之病。信哉！

又，周其姓者，形色俱實，患痢善食而易飢，大嚼不擇者五日矣。予責之曰：病中當調補自養，豈可滋味戕賊！遂教之只用熟蘿蔔吃粥，且少與調治，半月而安。

虚病痰病有似邪祟論

血氣者，身之神也。神既衰乏，邪因而入，理或有之。若夫血氣兩虧，痰客中焦，妨礙昇降，不得運用，以致十二官各失其職，視聽言動，皆有虚妄，以邪治之，其人必死。吁哉冤乎！誰執其咎？

憲幕之子傅兄，年十七八，時暑月，因大勞而渴，恣飲梅漿，又連得大驚三四次，妄言妄見，病似邪鬼。診其脈，兩手皆虚弦而帶沉數。予曰：數爲有熱，虚弦是大驚，又梅酸之漿，鬱於中脘，補虚清熱，導去痰滯，病乃可安。遂與人參、白术、陳皮、茯苓、芩、連等濃煎湯，入竹瀝、薑汁。與旬日，未效。衆皆尤藥之不審。余脈之，知其虚之未完與痰之未導也。仍與前方，入荆瀝，又旬日而安。

外弟歲，一日醉飽後，亂言妄語妄見，詢之，係伊亡兄附體，言生前事甚的。乃叔在邊叱之。曰：非邪，食腥與酒太過，痰所爲耳！灌鹽湯一大碗，吐痰一二升，汗因大作，睏睡一宵而安。

又，金氏婦，壯年，暑月赴筵歸，乃姑詢其坐次失序，遂赧然自愧，因成此病。言語失倫，其中又多間一句曰：奴奴不是。脈皆數而弦。余曰：此非邪，乃病也。但與補脾清熱導痰，數日當自安。其家不信，邀數巫者噴水而咒之，旬餘而死。或問曰：病非邪而邪治之，何遽至於死？余曰：暑月赴宴，外境蒸熱，辛辣適口，内境鬱熱，而况舊有積痰，加之愧悶，其痰與熱，何可勝言。今乃驚以法尺，是驚其神而血不寧也；噴以法水，是審[一]其體、密其膚，使汗不得泄也。汗不泄，則蒸熱内燔，血不得寧，則陰消而陽不能獨立也。不死何俟！

或曰：《外臺秘要》有禁咒一科，庸可廢乎？予曰：移精變氣乃小術耳，可治小病。若内有虚邪，外有實邪，當用正大之法，自有成式，昭然可考。然符水惟膈上熱痰，一呷凉水，胃熱得之，豈不清快，亦可取安。若内傷而虚，與冬嚴寒，符水下咽，必冰胃而致害。彼鬱熱在上，熱邪在表，須以汗解，率得清冷，膚腠固密，熱何由解？必致内攻，陰陽離散，血氣乖争，去死爲近。

面鼻得冷則黑論

諸陽聚於頭，則面爲陽中之陽。鼻居面中央，而陽明起於頞中，一身之血運到面

〔一〕「審」：庚子本作「冰」。

鼻，到面鼻陽部，皆爲至清至精之血矣。酒性善行而喜昇，大熱而有峻急之毒。多酒之人，酒氣燻蒸，面鼻得酒，血爲極熱，熱血得冷，爲陰氣所搏，污〔一〕濁凝結，滯而不行，宜其先爲紫，而後爲黑色也。須用融化滯血，使之得流；滋生新血，可以運化，病乃可愈。予爲酒製四物湯，加炒片〔二〕、茯苓、陳皮、生甘草、酒紅花、生薑煎，調五靈脂末飲之。氣弱者，加酒黄芪，無有不應者。

胎自墮論

陽施陰化，胎孕乃成。血氣虚損，不足榮養，其胎自墮。或勞怒傷情，内火便〔三〕動，亦能墮胎。推原其本，皆因於熱，火能消物，造化自然，《病源》乃謂風冷傷於子臟而墮，此未得病情者也。

〔一〕「污」：庚子本作「瘀」。

〔二〕「加炒片」：《丹溪心法·鼻病七十六》作「酒炒黄芩」。

〔三〕「便」：庚子本作「妄」。

予見賈氏婦，但有孕至三個月左右必墮。診其脈，左手大而無力，重取則濇，知其少血也。以其妙年，只補中氣，使血自榮。時正初夏，教以濃煎白术湯下黄芩末一錢，服三四十帖，遂得保全而生。因而思之，墮於内熱而虚者，於理爲多。曰熱曰虚，當分輕重。好生之工，幸毋輕視。

難産論

世之難産者，往往見於鬱悶安佚之人、富貴奉養之家，若貧賤辛苦者無有也。方書止有瘦胎飲一論，而其方爲湖陽公主作也，實非極至之言。何者？見有此方，其難自若。予族妹，苦於難産，後遇胎孕，則觸而去之，余甚憫焉。視其形肥而勤於針指，構思旬日，忽自悟曰：此正與湖陽公主相反。彼奉養之人，其氣必實，耗其氣使和平，故易産。今形肥知其氣虚，久坐知其不運，而其氣愈弱久坐〔一〕，胞胎因母氣不能

〔一〕「久坐」：疑衍，庚子本無。

自運耳。當補其母之氣，則兒健而易産。今其有孕至五六個月，遂於《大全方》紫蘇飲加補氣藥，與十數帖，因得男而甚快。後遂以此方，隨母之形色性稟，參以時令加減與之，無不應者，因名其方曰大達生散。

難産胞損淋瀝論

常見尿胞因收生者不謹，以致破損而得淋瀝病，遂爲廢疾。一日，有徐姓婦，壯年得此。因思肌肉破傷，在外者且可補完，胞雖在腹，恐亦可治。遂診其脈，虚甚。曰：難産之由，多是氣虚，難産之後，血氣尤虚，試與峻補。因以參、术爲君，芎、歸爲臣，桃仁、陳皮、黄芪、茯苓爲佐，而煎以猪羊胞中湯，極飢時飲之，但劑率用一兩，至一月而安。蓋是氣血驟長，其胞自完，恐稍遲緩，亦難成功。

胎婦轉胞病論

轉胞病，胎婦之稟受弱者，憂悶多者，性急躁者，食味厚者，大率有之。古方皆用滑利疏導藥，鮮有應效。因思胞爲胎所墮，展在一邊，胞系了戾不通耳。胎若舉起，懸在中央，胞系得疏，水道自行。然胎之墜下，必有其由。一日，吴宅寵人患此，脈之兩手似澀，重取則弦，然左手稍和。余曰：此得之憂患。澀爲血少氣多，弦爲有飲，血少則胞〔一〕弱而不能自舉，氣多有飲，中焦不清而溢，則胞之所避而就下，故墜。遂以四物湯加參、术、半夏、陳皮、生甘草、生薑，空心飲，隨以指探喉中，吐出藥汁。俟少頃氣定，又與一帖，次早亦然，如是與八帖而安。此法未爲的確，恐偶中耳。後又歷用數人亦效，未知果如何耶！仲景云：婦人本肥盛且舉自滿，全羸瘦且舉空減，胞系了戾，亦致胞轉。其義未詳，必有能知之者。

乳硬論

乳房，陽明所經；乳頭，厥陰所屬。乳子之母，不知調養，怒忿所逆，鬱悶所

〔一〕「胞」：庚子本作「胎」。

遏，厚味所釀，以致厥陰之氣不行，故竅不得通而汁不得出。陽明之血沸騰，故熱甚而化膿。亦有所乳之子，膈有滯痰，口氣焮熱，含乳而睡，熱氣所吹，遂生結核。於初起時，便須忍痛，揉令稍軟，吮令汁透，自可消散。失此不治，必成癰癤。治法：疏厥陰之滯，以青皮；清陽明之熱，細研石膏；行污〔一〕濁之血，以生甘草之節；消腫導毒，以瓜蔞子。或加没藥、青橘葉、皂角刺、金銀花、當歸。或湯或散，或加減，隨意消息，然須以少酒佐之。若加以艾火兩三壯於腫處，其效尤捷。彼村〔二〕工喜於自炫，便用針刀引惹拙病〔三〕，良可哀憫！

若夫不得於夫，不得於舅姑，憂怒鬱悶，昕夕積累，脾氣消阻，肝氣横逆，遂成隱核，如大棋子，不痛不癢，數十年後，方爲瘡陷，名曰奶岩，以其瘡形嵌凹似岩穴也，不可治矣。若於始生之際，便能消釋病根，使心清神安，然後施之以治法，亦有

〔一〕「污」：庚子本作「瘀」。
〔二〕「村」：正脈本、雲林閣本作「庸」。
〔三〕「病」：正脈本、雲林閣本作「痛」。

可安之理。

予族侄婦年十八時，曾得此病，察其形脈稍實，但性急躁，伉儷自諧，所難者後姑耳。遂以本草單方青皮湯，間以加減四物湯，行以經絡之劑，兩月而安。

受胎論

成胎以精血之後，先分男女者，褚澄之論，愚切惑焉。後閱李東垣之方，有曰經水斷後一二日，血海始净，精勝其血，感者成男；四五日後，血脈已旺，精不勝血，感者成女。此確論也。

《易》曰：乾道成男，坤道成女。夫乾坤，陰陽之情性也；左右，陰陽之道路也；男女，陰陽之儀象也。父精母血，因感而會，精之施也。血能攝精成其子，此萬物資始於乾元也；血成其胞，此萬物資生於坤元也。陰陽交媾，胎孕乃凝，所藏之處，名曰子宫。一繫在下，上有兩歧，一達於左，一達於右。精勝其血，則陽爲之主，受氣於左子宫而男形成；精不勝血，則陰爲之主，受氣於右子宫而女形成。

或曰：分男分女，吾知之矣。男不可爲父，女不可爲母，與男女之兼形者，又若何而分之耶？余曰：男不可爲父，得陽氣之虧者也。女不可爲母，得陰氣之塞者也。兼形者，由陰爲駁氣所乘而成，其類不一。以女函男有二：一則遇男爲妻，遇女爲夫，一則可妻而不可夫。其有女具男之全者，此又駁之甚者。

或曰：駁氣所乘，獨見於陰，而所乘之形，又若是之不同耶？予曰：陰體虚，駁氣易於乘也。駁氣所乘，陰陽相混，無所爲主，不可屬左，不可屬右，受氣於兩歧之間，隨所得駁氣之輕重而成形。故所兼之形，有不可得而同也。

人迎氣口論

六陽六陰脈，分屬左右手。心、小腸、肝、膽、腎、膀胱在左，主血；肺、大腸、脾、胃、命門、三焦在右，主氣。男以氣成胎，故氣爲之主。女以血成胎，故血爲之主。若男子久病，氣口充於人迎者，有胃氣也，病雖重可治。女子久病，人迎充於氣口者，有胃氣也，病雖重可治。反此者逆。

或曰：人迎在左，氣口在右，男女所同，不易之位也。《脈法》贊曰：左大順男，右大順女，何子言之悖耶？曰：《脈經》一部，王叔和諄諄於教醫者，此左右手以醫者爲主而言，若主於病者，奚止千里之謬！

春宣論

春，蠢也。陽氣昇浮，草木萌芽，蠢然而動。前哲謂春時人氣在頭，有病宜吐。又曰：傷寒大法，春宜吐。宣之爲言揚也，謂吐之法，自上出也。今之世俗，往往有瘡痍者，膈滿者，蟲積者，以爲不於春時宣瀉以毒藥，不可愈也。醫者遂用牽牛、巴豆、大黄、枳殼、防風輩爲丸，名之曰春宣丸，於二月、三月服之，得下利而止。於初瀉之時，臟腑得通，時暫輕快，殊不知氣昇在上，則在下之陰甚弱，而用利藥戕賊其陰，其害何可勝言。況仲景用承氣湯等下藥，必有大滿，大實堅，有燥屎，轉失氣，下逼迫而無表證者，方行此法。可下之證未悉具，猶須遲以待之，泄利之藥，其可輕試乎！

余伯考，形肥骨瘦，味厚性沉，五十歲，輕於聽信，忽於三月半贖春宣丸一帖服之，下兩三行，每年率以爲常。至五十三歲時，七月初炎熱之甚，無病暴死。此豈非妄認春宣爲春瀉而致禍耶？自上召下曰宣，宣之一字，吐也明矣。張子和先生已詳論之，昔賢豈妄言哉？詳之審訂無疑。後之死者，又有數人，愚故表而出之，以爲後人之戒。

醇酒宜冷飲論

醇酒之性，大熱有大毒，清香美味，既適於口，行氣和血，亦宜於體，由是飲者不自覺其過於多也。不思肺屬金，性畏火，其體脆，其位高，爲氣之主，腎之母，木之夫，酒下咽膈，肺先受之。若是醇者，理宜冷飲，過於肺，入於胃，然後漸温。肺先得温中之寒，可以補氣，一益也；次得寒中之温，可以養胃，二益也；冷酒行遲，傳化以漸，不可恣飲，三益也。

古人終日百拜，不過三爵，既無酒病，亦免酒禍。今余稽之於《禮經》，則曰：

飲齊視冬時。飲齊，酒也；視，猶比也；冬時，寒也。參之《内經》，則曰：熱因寒用。厥旨深矣。今則不然，不顧受傷，只圖取快。蓋熱飲有三樂存焉：膈滯通快，喉舌辛美，杯行可多。不知酒性喜升，氣必隨之，痰鬱於上，溺澀於下，肺受賊邪，金體必燥。恣飲寒凉，其熱内鬱，肺氣得熱，必大傷耗。其始也病淺，或嘔吐，或自汗，或瘡痍，或鼻齄，或自泄，或心脾痛，尚可發散而去之。若其久也，爲病深矣，爲消爲渴，爲内疸，爲肺痿，爲内痔，爲臌脹，爲失明，或喘哮，爲勞嗽，爲癲癇，亦爲難明之病，倘非具眼，未易處治，可不謹乎！

或曰：人言一盞冷酒，須二盞血乃得行，酒不可冷飲明矣。余曰：此齊東之語耳。今參之於經，證之以禮，發之爲規戒，子以爲迂耶？

癰疽當分經絡論

六陽經、六陰經之分布周身，有多氣少血者，有少氣多血者，有多氣多血者，不可一概論也。若夫要害處，近虚怯薄處，前哲已曾論及，惟分經之言未聞也，何則？

諸經惟少陽、厥陰經之生癰疽，理宜預防，以其多氣少血，其血本少，肌肉難長，瘡久未合，必成死證。其有不思本經少血，遽用驅毒利藥，以伐其陰分之血，禍不旋踵矣。請述一二成敗之迹，以告來者。

余從叔父，平生多慮，質弱神勞，年近五十，忽左膊外側廉上起一小紅腫，大約如栗。予視之曰：慎勿輕視，且生與人參大料作湯，得一二〔一〕斤爲好。人未之信，謾進小貼數服，未解而止。旬餘值大風拔木，瘡上起一道紅如綫，繞至背胛，直抵右肋。予曰：必大料人參，少加當歸、川芎、陳皮、白术等補劑與之。後與此方，兩閱月而安。

又，東陽李兄，年逾三十，形瘦膚厚，連得憂患，又因作勞，且過於色，忽左腿外側廉上一紅腫，其大如栗。一醫問其大腑堅實，與承氣兩帖下之，不效。又一醫教與大黄、朱砂、生粉草、麒麟竭，又二三帖。半月後召予視之，曰：事去矣。

〔一〕「一二」：正脈本、雲林閣本作「二三」。

又，一李兄，年四十餘而面稍白，神甚勞，忽脅下生一紅腫如桃，一人教用神〔一〕劑，衆笑且排，於是流氣飲、十宣散，雜而進之。旬餘召予視之，予曰：非惟不與補藥，抑且多得解利，血氣俱憊矣。已而果然。

或曰：太陽經非多血少氣者乎？何臀癰之生，初無甚苦，往往間有不救者，吾子其能治之乎？予曰：臀居小腹之後，而又在其下，此陰中之陰也。其道遠，其位僻，雖曰多血，氣運不到，氣既不到，血亦罕來。中年之後，不可生癰，才有痛腫。參之脈證，但見虛弱，便與滋補，血氣無虧，可保終吉。若用尋常驅熱拔毒紓氣之藥，虛虛之禍，如指諸掌。

脾約丸論

成無己曰：約者，結約之約，又約束之約〔二〕。胃强脾弱，約束津液，不得四布，

〔一〕「神」：庚子本作「補」。
〔二〕「又約束之約」：正脈本、雲林閣本無。

但輸膀胱，故小便數而大便硬，故曰脾約。與此丸以下脾之結燥，腸潤結化，津流入胃，大便利，小便少而愈矣。愚切有疑焉。何者？既曰約，脾弱不能運也，脾弱則土虧矣，必脾氣之散、脾血之耗也。原其所由，久病、大下、大汗之後，陰血枯槁，内火燔灼，熱傷元氣，又傷於脾，而成此證。傷元氣者，肺金受火，氣無所攝。傷脾者，肺爲脾之子，肺耗則液竭，必竊母氣以自救，金耗則木寡於畏，土欲不傷，不可得也。脾失轉輸之令，肺失傳送之官，宜大便秘而難下，小便數而無藏蓄也。理宜滋養陰血，使孤陽之火不熾，而金行清化，木邪有制，脾土清健而運行，精液乃能入胃，則腸潤而通矣。今以大黄爲君，枳實、厚朴爲臣，雖有芍藥之養血，麻仁、杏仁之温潤爲之佐使，用之熱甚而氣實者，無有不安。愚恐西北二方，地氣高厚，人稟壯實者可用。若用於東南之人與熱雖盛而血氣不實者，雖得暫通，將見脾愈弱而腸愈燥矣。後之欲用此方者，須知在西北以開結爲主，在東南以潤燥爲主，慎勿膠柱而調瑟。

臌脹論

心肺，陽也，居上；肝腎，陰也，居下；脾居中，亦陰也，屬土。《經》曰：飲食入胃，游溢精氣，上輸於脾，脾氣散精，上歸於肺，通調水道，下輸膀胱，水精四布，五經并行。是脾具坤静之德，而有乾健之運，故能使心肺之陽降，腎肝之陰昇，而成天地交之泰，是爲無病之人。今也七情内傷，六淫外侵，飲食不節，房勞致虚，脾土之陰受傷，轉輸之官失職，胃雖受穀，不能運化，故陽自昇，陰自降，而成天地不交之否。於斯時也，清濁相混，隨〔一〕道壅塞，氣化濁血，瘀鬱而爲熱。熱留而久，氣化成濕，濕熱相生，遂成脹滿，《經》曰臌脹是也。以其外雖堅滿，中空無物，有似於鼓，其病膠固，難以治療，又名曰蠱。若蟲侵蝕，有蠱之義。驗之治法，理宜補脾，又須養肺金以制木，使脾無賊邪之慮；滋腎水以制火，使肺得清化之令。却鹽味

〔一〕「隨」：庚子本作「隧」。

以防助邪，斷妄想以保母氣，無有不安。醫不察病起於虚，急於作效，炫能希賞。病者苦於脹急，喜行利藥，以求一時之快。不知寬得一日半日，其腫愈甚，病邪甚矣，真氣傷矣，去死不遠。古方惟禹餘糧丸，又名石中黄丸，又名紫金丸，制肝補脾，殊爲切當，亦須隨證，亦須順時，加減用之。

余友俞仁叔，儒而醫，連得家難，年五十得此疾，自製禹餘糧丸服之。予診其脈，弦濇而數〔一〕。曰：此丸新製，煅煉之火邪尚存，温熱之藥太多，宜自加減，不可執方。俞笑曰：今人不及古人，此方不可加減。服之一月，口鼻見血色，骨立而死。

又，楊兄，年近五十，性嗜好酒，病瘧半年，患脹病，自察必死，來求治。診其脈，弦而濇，重則大，瘧未愈，手足瘦而腹大，如蜘蛛狀。予教以參、术爲君，當歸、川芎、芍藥爲臣，黄連、陳皮、茯苓、厚朴爲佐，生甘草些少，作濃湯飲之。一日定三次，彼亦嚴守戒忌。一月後，瘧因汗而愈。又半年，小便長而脹愈。中間雖稍

〔一〕「數」：正脈本、雲林閣本其下有「緊」字。

有加減，大意只是補氣行濕。

又，陳氏年四十餘，性嗜酒，大便時見血，於春間患脹，色黑而腹大，其形如鬼。診其脈，數而澀，重似弱。予以四物湯加黄連、黄芩、木通、白术、陳皮、厚朴、生甘草作湯與之，近一年而安。一補氣，一補血，餘藥大率相出入，皆獲安，以保天壽。

或曰：氣無補法，何子補氣而獲安，果有説以通之乎？予曰：氣無補法，世俗之言也。以氣之爲病，痞悶壅塞，似難於補，恐增病勢。不思正氣虚者，不能運行，邪滯所著而不出，所以爲病。《經》曰：壯者氣行則愈，怯者著而成病。苟或氣怯不用補法，氣何由行！

或曰：子之藥，審則審矣，何效之遲也？病者久在床枕，必將厭子之迂而求速效者矣。予曰：此病之起，或三五年，或十餘年，根深矣，勢篤矣，欲求速效，自求禍耳。知王道者，能治此病也。

或曰：脹病將終不可與利藥耶？予曰：灼知其不因於虚，受病亦淺，脾胃尚壯，積滯不痼，而又有可下之證，亦宜略與疏導。若授張子和浚川散、禹功丸爲例，行迅攻之策〔一〕，實所不敢。

疝氣論

疝氣之甚者，睾丸連小腹急痛也。有痛在睾丸者，有痛在五樞穴邊者，皆足厥陰之經也。或有形，或無形，或有聲，或無聲，有形如瓜，有聲如蟬〔二〕。自《素問》以下，歷代名醫皆以爲寒。蓋寒主收引，經絡得寒，故引不行，所以作痛，理固然也。

有得寒而無疝者，又必有説以通之可也。予嘗屢因門户雪上有霜，没臍之水，踢冰徒涉，不曾病此，以予素無熱在内也。因而思之，此證始於濕熱在經，鬱而至久，又得寒氣外束，濕熱之邪不得疏散，所以作痛。若只作寒論，恐爲未備。

〔一〕「策」：庚子本作「藥」。

〔二〕「蟬」：正脈本、雲林閣本作「蛙」。

或曰：厥陰一經，其道遠，其位卑，鬱積濕熱，何由而致？予曰：大勞則火起於筋，醉飽則火起於胃，房勞則火起於腎，大怒則火起於肝。本經火積之久，母能生子虚，濕氣便盛。厥陰屬木，繫於肝，爲將軍之官，其性急速，火性又暴，爲寒所束，宜其痛之大暴也。愚見有用烏頭、梔子等分作湯，用之其效亦敏。後因此方，隨證與形加減用之，無有不應。

然濕熱又須分多少而始治，但濕者腫多癩病是也。又有挾虚而發者，當以參、术爲用，而以疏導藥佐之。診其脈，有甚沉緊而大豁無力者是也，其痛亦輕，惟覺重墜牽引耳。

秦桂丸論

無子之因，多起於婦人。醫者不求其因起於何處，遍閲古方，惟秦桂丸其辭確，其意専，用藥温熱，近乎人情，欣然授之，銳然服之，甘受燔灼之禍，猶且懵然不悔。何者？陽精之施也，陰血能攝之，精成其子，血成其胞，胎孕乃成。今婦人之無子者，率由血少不足以攝精也。血之少也，固非一端，然欲得子者，必須補其陰血，使無虧欠，乃可推其有餘，以成胎孕，何乃輕用熱劑，煎熬臟腑，血氣沸騰，禍不旋踵矣。

或曰：春氣温和，則萬物發生，冬氣寒凜，則萬物消殞，非秦桂丸之温熱，何由得子臟温暖而成胎耶！予曰：《詩》言婦人和平，則樂有子。和則氣血不乖，平則陰陽不争。今得此藥，經血轉紫黑，漸成衰少，或先或後，始則飲食驟進，久則口苦而乾，陰陽不平，血氣不和，疾病蜂起，焉能成胎？縱使成胎生子，亦多病而不壽。以秦桂丸之耗損天真之陰也，戒之慎之！

鄭廉使之子，年十六，求醫曰：我生七個月患淋病，五日、七日必一發，其發也大痛，扪地叫天，水道方行，狀如漆如粟者，約一盞許，然後定。診其脈，輕則澀，重則弦。視其形瘦而稍長，其色青而蒼。意其父必因多服下部藥，遺熱在胎，留於子之命門而然。遂以紫雪和黄柏細末，丸梧子大，曬十分乾，而與二百丸作一服。經二時，又與三百丸作一服〔一〕，率以熱湯下，以食物壓之。又經半日，痛大作連腰腹，水

〔一〕「經二時，又與三百丸作一服」：正脈本、雲林閣本無。

道乃行，下如漆和粟者一大碗許，其病減十分之八。後張子忠以陳皮一兩，桔梗、木通各半兩，作一帖與之，又下漆粟者一合許，遂安。父得燥熱，且能病子，况母得之者乎！余書此以證東垣紅絲瘤之事。

惡寒非寒病惡熱非熱病論

《經》曰：惡寒戰栗，皆屬於熱。又曰：禁栗如喪神守，皆屬於火。惡寒者，雖當炎月，若遇風霜，重綿在身，自覺凜凜。戰栗、禁栗，動摇之貌，如喪神守，惡寒之甚。《原病式》曰：病熱甚而反覺自冷，此爲病熱，實非寒也。

或曰：往往見有得熱藥而少愈者，何也？予曰：病熱之人，其氣炎上，鬱爲痰飲，抑遏清道，陰氣不昇，病熱尤甚。積痰得熱，亦爲暫退，熱勢助邪，其病益深。

或曰：寒熱如此，誰敢以寒凉與之，非殺之而何？予曰：古人遇戰栗之證，有以大承氣下燥糞而愈者。惡寒戰栗，明是熱證，但有虚實之分耳。《經》曰：陰虚則發熱。夫陽在外，爲陰之衛；陰在内，爲陽之守。精神外馳，嗜欲無節，陰氣耗散，陽無所附，遂致浮散於肌表之間而惡熱也，實非有熱，當作陰虛治之，而用補養之法可也。

或曰：惡寒非寒，宜用寒藥；惡熱非熱，宜用補藥，甚駭耳目，明示我之法可乎？予曰：進士周本道，年逾三十，得惡寒病，服附子數日而病甚，求予治。診其脈，弦而似緩，予以江茶入薑汁、香油些少，吐痰一升許，減綿大半。周甚喜。予曰：未也，燥熱已多，血傷亦深，須淡食以養胃，内觀以養神，則水可生而火可降。彼勇於仕進，一切務外，不守禁忌。予曰：若多與補血凉藥，亦可稍安。内外不静，腎水不生，附毒必發。病安後，官於婺城，巡夜冒寒，非附子不可療，而性怕生薑，只得以猪腰子作片，煮附子，與三帖而安。予曰可急歸，知其附毒易發。彼以爲迂，半年後果發背而死。

又，司丞叔，平生脚自踝以下常覺熱，冬不可加綿於上，常自言曰：我禀質壯，不怕冷。予曰：此足三陰之虚，宜早斷欲事，以補養陰血，庶乎可免。笑而不答。年方五十，患痿，半年而死。

觀此二人，治法蓋可知矣。或曰：傷寒病惡寒、惡熱者，亦是虚耶？予曰：若病傷寒者，自外入内，先賢論之詳矣，愚奚庸贅？

經水或紫或黑論

經水者，陰血也。陰必從陽，故其色紅，禀火色也。血爲氣之配，氣熱則熱，氣寒則寒，氣昇則昇，氣降則降，氣凝則凝，氣滯則滯，氣清則清，氣濁則濁。往往見有成塊者，氣之凝也；將行而痛者，氣之滯也。來後作痛者，氣血俱虚也；色淡者，亦虚也。錯經妄行者，氣之亂也。紫者，氣之熱也；黑者，熱之甚也。人但見其紫者、黑者、作痛者、成塊者，率指爲風冷，而行温熱之劑，禍不旋踵矣。良由《病源》論月水諸病，皆曰風冷乘之，宜其相習而成俗也。

或曰：黑，北方水之色也。紫淡於黑，非冷而何？予曰：《經》曰亢則害，承乃制。熱甚者，必兼水化。所以熱則紫，甚則黑也。况婦人性執而見鄙，嗜欲加倍，臟腑厥陽之火無日不起，非熱而何？若夫風冷，必須外得，設或有之，蓋千百而一二者也。

石膏論

本草藥之命名，固有不可曉者，中間亦多有意義，學者不可以不察。以色而名者，大黄、紅花、白前、青黛、烏梅之類是也；以形而名者，人參、狗脊、烏頭、貝母、金鈴子之類是也；以氣而名者，木香、沉香、檀香、麝香、茴香之類是也；以質而名者，厚朴、乾薑、茯苓、生熟地黄之類是也；以味而名者，甘草、苦參、淡竹葉、草龍膽、苦酒之類是也；以能而名者，百合、當歸、升麻、防風、滑石之類是也；以時而名者，半夏、茵陳、冬葵、寅鷄、夏枯草之類是也。

以石膏火煅細研，醋調封丹爐，其固密甚於脂，苟非有膏，焉能爲用？此兼質與能而得名，正與石脂同意。閻孝忠妄以方解石爲石膏。况石膏其味甘而辛，本陽明經藥。陽明主肌肉，其甘也，能緩脾益氣，止渴去火；其辛也，能解肌出汗，上行至頭，又入手太陰、手少陽。彼方解石者，止有體重、質堅、性寒而已，求其所謂有膏，而可爲三經之主治者焉在哉？醫欲責效，不亦難乎！

脈大必病進論

脈，血之所爲，屬陰；大，洪之别名，火之象，屬陽。其病得之於内傷者，陰虚爲陽所乘，故脈大，當作虚治之。其病得之於外傷者，邪客於經脈亦大，當作邪勝治之。合二者而觀之，皆病證方長之勢也，謂之病進，不亦宜乎！海藏云：君侵臣之事也。孰爲是否，幸有以教之。

生氣通天論病因章句辨

《禮記》曰：一年視離經。謂離析經理，在乎章句之絶。《内經·生氣通天論》病因四章，第一章論因於寒，欲如運樞。以下三句與上文意不相屬，皆衍文也。體若燔炭、汗出而散兩句，當移在此。夫寒邪初客於肌表，邪鬱而爲熱，有似燔炭，得汗則解，此仲景麻黄湯之類是也。第二章論因於暑。暑者，君火爲病，火主動則散，故自汗煩渴而多言也。第三章論因於濕。濕者，土濁之氣。首爲諸陽之會，其位高而氣清，其體虚故聰明得而繫焉。濁氣燻蒸，清道不通，沉重而不爽利，似乎有物以蒙冒之。失而不治，濕鬱爲熱，熱留不去。大筋緛短者，熱傷血，不能養筋，故爲拘攣；小筋弛長者，濕傷筋，不能束骨，故爲痿弱。「因於濕」，「首如裹」，各三字爲句，「濕熱不攘」以下各四字爲句，文正而意明。第四章論因於氣，爲腫。下文不序病證，蓋是脱簡。「四維相代」二句，與上文意不相屬，亦衍文也。

王太僕曰：暑熱濕氣三病，皆以爲發於傷寒之毒，次第相仍，展轉生病。五段通爲一章，余有疑焉。暑病不治，伏而生熱，熱久生濕，濕久氣病，蓋有之矣。《内經》止有冬傷於寒，不即病，至夏有熱病之言。未聞寒毒伏藏，至夏發於暑病。至於濕病，亦蒙上文之熱，謂反濕其首，望〔一〕濕物裹之。望除其熱，當以「因於濕首」爲句。「如裹濕」又爲句，則濕首之濕，裹濕之濕，皆人爲也，與上下文列言寒暑之病，因文義舛乖，不容於不辯。

〔一〕「望」：據下文「望除其熱，當以因於濕首爲句。如裹濕又爲句」，疑當作「如」。

或曰：先賢言温濕、寒濕、風濕矣，未聞有所謂濕熱病者，考之《内經》，亦無有焉，吾子無乃失之迂妄耶？予曰：六氣之中，濕熱爲病，十居八九。《内經》發明濕熱，此爲首出。《至真大要〔一〕論》曰：濕上甚而熱，其間或言濕而熱在中者，或曰熱而濕在中者，此聖人愛人論道之極，致使天下後世不知濕熱之治法者，太僕啓之也。君其歸，取《原病式》熟讀而審思之，幸甚。

太僕章句

因於寒，欲如運樞，起居如驚，神氣乃浮。

因於暑，汗，煩則喘喝，静則多言，體若燔炭，汗出而散。

因於濕首句，如裹濕句，熱不攘句，大筋緛短，小筋弛長，緛短爲拘，弛長爲痿。

因於氣，爲腫。云云。

〔一〕「大要」：《素問·至真要大論》作「要大」。

新定章句

因於寒，體若燔炭，汗出而散。

因於暑，汗，煩則喘喝，静則多言。

因於濕句，首如裹句，濕熱不攘句，大筋緛短，小筋弛長，緛短爲拘，弛長爲痿。

因於氣，爲腫。云云。

倒倉論

《經》曰：腸胃爲市，以其無物不有，而穀爲最多，故謂之倉，若積穀之室也。倒者，傾去積舊而滌濯，使之潔净也。胃居中，屬土，喜容受而不能自運者也。人之飲食，遇適口之物，寧無過量而傷積之乎？七情之偏，五味之厚，寧無傷於冲和之德乎？糟粕之餘，停痰瘀血，互相糾纏，日積月深，鬱結成聚，甚者如核桃之穰，諸般奇形之蟲，中宫不清矣，土德不和矣。誠於中形於外，發爲癱瘓，爲癆瘵，爲蠱脹，爲癩疾，爲無名奇病。先哲製爲萬病丸、温白丸等劑，攻補兼施，寒熱并用，期中病情，非不工巧，然不若倒倉之爲便捷也。

以黄牡牛，擇肥者，買一二十斤，長流水煮糜爛，融入湯中爲液，以布濾出渣滓，取净汁，再入鍋中，文火熬成琥珀色則成矣。每飲一鍾，少時又飲，如此者積數十鍾，寒月則重湯温而飲之。病在上者，欲其吐多；病在下者，欲其利多；病在中者，欲其吐下俱多。全在活法而爲之緩急多寡也。須先置一室，明快而不通者，以安病人。視所出之物，可盡病根則止。吐利後，或渴不得與湯，其小便必長，取以飲病者，名曰輪迴酒。與一二碗，非惟可以止渴，抑且可以滌濯餘垢。睡一二日，覺飢甚，乃與粥淡食之。待三日後，始與少菜羹自養。半月覺精神焕發，形體輕健，沉疴悉安矣。其後須五年忌牛肉。

吾師許文懿，始病心痛，用藥燥熱香辛，如丁、附、桂、薑輩，治數十年，而足攣痛甚，且惡寒而多嘔。甚而至於靈砂、黑錫、黄芽、歲丹，繼之以艾火十餘萬，又雜治數年而痛甚，自分爲廢人矣，衆工亦技窮矣。如此者又數年，因其煩渴、惡食者一月，以通聖散與半月餘，而大腑逼迫後重，肛門熱氣如燒，始時下積滯如五色爛錦者，如柏燭油凝者，近半月而病似退，又半月而略思穀，而兩足難移，計無所出。至次年三月，遂作此法，節節如應，因得爲全人。次年再得一男，又十四年以壽終。

其餘與藥：一婦人，久年脚氣，吐利而安。又，鎮海萬户蕭伯善公，以便濁而精不禁，親與試之有效。又，臨海林兄，患久嗽吐紅，發熱消瘦，衆以爲瘵，百方不應。召予視之，脈兩手弦數，日輕夜重，計無所出，亦因此而安，時冬月也。第二年得一子。

牛，坤土也。黄，土之色也。以順爲德，而效法乎健，以爲功者，牡之用也。肉者，胃之樂[一]也，熟而爲液，無形之物也，横散入肉絡，由腸胃而滲透肌膚、毛竅、爪甲，無不入也。積聚久則形質成，依附腸胃迴薄曲折處，以爲栖泊之窠臼，阻礙津

〔一〕「樂」：庚子本作「藥」。

液氣血，薰蒸熇灼成病，自非剖腸刮骨之神妙，孰能去之？又豈合勾〔一〕銖兩之丸散，所能窺〔二〕犯其藩墻户牖乎？竊詳肉液之散溢，腸胃受之，其厚皆倍於前，有似乎腫，其迴薄曲折處，非復向時之舊，肉液充滿流行，有如洪水泛漲，其浮莝陳朽，皆推逐蕩漾，順流而下，不可停留。表者因吐而汗，清道者自吐而涌，濁道者自泄而去，凡屬滯礙，一洗而定。牛肉全重厚和順之性，盎然涣然，潤澤枯槁，補益虚損，寧無精神涣發之樂乎？正似武王克商之後，散財發粟，以賑殷民之仰望也。

其方出於西域之异人，人於中年後亦行一二次，亦却疾養壽之一助也。

相火論

太極動而生陽，静而生陰，陽動而變，陰静而合，而生水、火、木、金、土，各

〔一〕「勾」：庚子本作「匀」。
〔二〕「窺」：庚子本作「窺」。

一其性。惟火有二，曰君火，人火也；曰相火，天火也。

火内陰而外陽，主乎動者也，故凡動皆屬火。以名而言，形氣相生，配於五行，故謂之君；以位而言，生於虚無，守位禀命，因其動而可見，故謂之相。天主生物，故恒於動，人有此生，亦恒於動，其所以恒於動，皆相火之爲也。見於天者，出於龍雷，則木之氣；出於海，則水之氣也。具於人者，寄於肝腎二部，肝屬木而腎屬水也。膽者，肝之腑；膀胱者，腎之腑；心胞絡者，腎之配；三焦以焦言，而下焦司肝腎之分，皆陰而下者也。天非此火不能生物，人非此火不能有生。天之火雖出於木，而皆本乎地。故雷非伏，龍非蟄，海非附於地，則不能鳴，不能飛，不能波也。鳴也，飛也，波也，動而爲火者也。肝腎之陰，悉具相火，人而同乎天也。

或曰：相火，天人之所同，何東垣以爲元氣之賊？又曰：火與元氣不兩立，一勝則一負。然則，如之何而可以使之無勝負也？曰：周子曰，神發知矣，五性感物而萬事出，有知之後，五者之性爲物所感，不能不動。謂之動者，即《内經》五火也。相火易起，五性厥陽之火相扇，則妄動矣。火起於妄，變化莫測，無時不有，煎熬真陰，陰虚則病，陰絶則死。君火之氣，《經》以暑與濕言之；相火之氣，《經》以火言之，蓋表其暴悍酷烈，有甚於君火者也，故曰相火元氣之賊。周子又曰：聖人定之以中正仁義而主静。朱子曰：必使道心常爲一身之主，而人心每聽命焉。此善處乎火者。人心聽命乎道心，而又能主之以静。彼五火之動皆中節，相火惟有裨補造化，以爲生生不息之運用耳，何賊之有？

或曰：《内經》相火，注曰少陰、少陽矣，未嘗言及厥陰、太陽，而吾子言之，何邪？曰：足太陽、少陰，東垣嘗言之矣，治以炒柏，取其味辛能瀉水中之火是也。戴人亦言：膽與三焦尋火治，肝和胞絡都無異。此歷指龍雷之火也。予亦備述天人之火皆生於動，如上文所云者，實推廣二公之意。

或曰：《内經》言火不一，往往於六氣見之，言臟腑者未之見也。二公豈它有所據耶？子能爲我言之乎？《經》曰：百病皆生於風、寒、暑、濕、燥、火之動而爲變者。岐伯歷舉病機一十九條，而屬火者五，此非相火之爲病之出於臟腑者乎？考諸《内經》，少陽病爲瘈瘲，太陽病時眩仆，少陰病瞀、暴瘖、鬱冒、不知人，非諸熱瞀瘈之屬火乎？少陽病惡寒鼓慄，膽病振寒，少陰病洒淅惡寒振慄，厥陰病洒淅振寒，非諸禁鼓慄如喪神守之屬火乎？少陽病嘔逆，厥氣上行，膀胱病衝頭痛，太陽病厥氣上衝胸，小腹控睾引腰脊上衝心，少陰病氣上衝胸，嘔逆，非諸逆衝上之屬火乎？少陽病讝妄，太陽病讝妄，膀胱病狂癲，非諸躁狂越之屬火乎？少陽病胕腫善驚，少陰病瞀熱以酸，胕腫不能久立，非諸病胕腫疼酸驚駭之屬火乎？又《原病式》曰：諸風掉眩屬於肝，火之動也；諸氣膹鬱病痿屬於肺，火之昇也；諸濕腫滿屬於脾，火之勝也；諸痛癢瘡瘍屬於心，火之用也。是皆火之爲病，出於臟腑者然也，注文未之發耳。以陳無擇之通敏，且以暖熾論君火，日用之火言相火，而又不曾深及，宜乎後之人不無聾瞽也。悲夫！

左大順男右大順女論

肺主氣，其脈居右寸，脾、胃、命門、三焦，各以氣爲變化運用，故皆附焉。心主血，其脈居左寸，肝、膽、腎、膀胱皆精血之隧道管庫，故亦附焉。男以氣成胎，則氣爲之主；女挾血成胎，則血爲之主。男子久病，右脈充於左者，有胃氣也，病雖重可治；女子久病，左脈充於右者，有胃氣也，病雖重可治。反此者，虚之甚也。

或曰：左心、小腸、肝、膽、腎、膀胱；右肺、大腸、脾、胃、命門、三焦，男女所同，不易之位也。《脈法》贊曰：左大順男，右大順女。吾子之言，非惟左右倒置，似以大爲充，果有説以通之乎？曰：大，本病脈也。今以大爲順，蓋有充足之義，故敢以充言之。《脈經》一部，諄諄於教爲醫者爾。此左右當以醫者爲言。若主於病，奚止於千里之謬。

或曰：上文言肝、心出左，脾、肺出右，左主司官，右主司府，下文言左爲人迎，右爲氣口，皆以病人之左右而爲言，何若是之相反耶？曰：《脈經》第九篇之第五章，上文大、浮、數、動、長、滑、沉、澀、弱、弦、短、微，此言形狀之陰陽。下文關前關後等語，又言部位之陰陽；陰附陽，陽附陰，皆言血氣之陰陽。同爲論脈之陰陽，而所指不同若此，上下異文，何足疑乎！

贊曰：陰病治官，非治血乎？陽病治府，非治氣乎？由此參考，或恐於經意有合。

茹淡論

或問：《内經》謂精不足者，補之以味。又曰：地食人以五味。古者年五十食肉，子今年邁七十矣，盡却鹽醯，豈中道乎？何子之神茂而色澤也？曰：味有出於天賦者，有成於人爲者。天之所賦者，若穀菽菜果，自然冲和之味，有食之補陰之功，此《内經》所謂味也。人之所爲者，皆烹飪調和偏厚之味，有致疾伐命之毒，此吾子所疑之味也。今鹽醯之却，非真茹淡者，大麥與粟之鹹，粳米、山藥之甘，葱、薤之辛之類，皆味也。子以爲淡乎？安於冲和之味者，心之收，火之降也。以偏厚之味爲安者，欲之縱，火之勝也。何疑之有？《内經》又曰：陰之所生，本在五味，非天賦之味乎？陰之五宫，傷在五味，非人爲之味乎？聖人防民之具，於是爲備。凡人飢則必食，彼粳米甘而淡者，土之德也，物之屬陰而最補者也。惟可與菜同進，《經》以菜爲充者，恐於飢時頓食，或慮過多，因致胃損，故以菜助其充足，取其疏通而易化，此天地生物之仁也。《論語》曰：肉雖多，不使勝食氣。《傳》曰：賓主終日百拜，而酒三行，以避酒禍。此聖人施教之意也。蓋穀與肥鮮同進，厚味得穀爲助，其積之也久，寧不助陰火而致毒乎？故服食家在却穀者則可，不却穀而服食，未有不被其毒者。《内經》謂：久而增氣，物化之常，氣增而久，夭之由也。彼安於厚味者，未之思爾。

或又問：精不足者，補之以味，何不言氣補？曰：味，陰也；氣，陽也。補精以陰，求其本也。故補之以味，若甘草、白术、地黄、澤瀉、五味子、天門冬之類，皆味之厚者也，《經》曰虚者補之，正此意也。上文謂形不足者，温之以氣，夫爲勞倦所傷，氣之虚，故不足。温者，養也。温存以養，使氣自充，氣完〔一〕則形完矣。故言温，不言補。《經》曰勞者温之，正此意也。彼爲《局方》者，不知出此，凡諸虚損證，悉以温熱佐輔補藥，名之曰温補，不能求經旨者也。

呃逆論

呃，病氣逆也。氣自臍下直衝，上出於口而作聲之名也。《書》曰：火炎上。《内

〔一〕「完」：庚子本作「充」。

經》曰：諸逆衝上，皆屬於火。東垣謂：火與元氣不兩立。又謂：火，氣之賊也。古方悉以胃弱言之，而不及火，且以丁香、柿蒂、竹茹、陳皮等劑治之，未審孰爲降火，孰爲補虛。

人之陰氣，依胃爲養，胃土傷損，則木氣侮之矣，此土敗木賊也。陰爲火所乘，不得内守，木挾相火乘之，故直衝清道而上。言胃弱者，陰弱也，虛之甚也。病人見此，似爲死證，然亦有實者，不可不知，敢陳其説。

趙立道，年近五十，質弱而多怒，七月炎暑，大飢索飯，其家不能急具，因大怒。兩日後得滯下病。口渴，自以冷水調生蜜飲之甚快，滯下亦漸緩。如此者五七日，召予視。脈稍大不數，遂令止蜜水，渴時但令以人參、白朮煎湯，調益元散與之，滯下亦漸收。七八日後，覺倦甚發呃，予知其因下久而陰虛也，令其守前藥。然滯下尚未止，又以煉蜜飲之。如此者三日，呃猶未止。衆皆尤藥之未當，將以薑附飲之。予曰：補藥無速效。附子非補陰者，服之必死。衆曰：冷水飯多，得無寒乎？予曰：炎暑如此，飲凉非寒，勿多疑。待以日數，力到當自止。又四日而呃止，滯下亦安。又，陳擇仁，年近七十，厚味之人也。有久喘病，而作止不常。新秋患滯下，食大減，至五七日後呃作，召予視。脈皆大豁，衆以爲難。予曰：形瘦者尚可爲。以人參白术湯下大補丸以補血，至七日而安。此二人者，虚之爲也。

又，一女子，年逾笄，性躁味厚，暑月因大怒而呃作，每作則舉身跳動，神昏不知人，問之乃知暴病。視其形氣俱實，遂以人參蘆煎湯，飲一碗，大吐頑痰數碗，大汗，昏睡，一日而安。人參入手太陰，補陽中之陰者也，蘆則反爾，大瀉太陰之陽。女子暴怒氣上，肝主怒，肺主氣，《經》曰怒則氣逆，氣因怒逆，肝木乘火侮肺，故呃大作而神昏。參蘆喜吐，痰盡氣降而火衰，金氣復位，胃氣得和而解。麻黄發汗，節能止汗。穀屬金，糠之性熱；麥屬陽，麩之性凉。先儒謂物物具太極，學者其可不觸類而長、引而伸之乎！

房中補益論

或問：《千金方》有房中補益法，可用否？予應之曰：《傳》曰，吉凶悔吝生乎動。故人之疾病亦生於動，其動之極也，病而死矣。人之有生，心爲火居上，腎爲水居下，水能昇而火能降，一昇一降，無有窮已，故生意存焉。水之體靜，火之體動，動易而靜難，聖人於此未嘗忘言也。儒者立教，曰正心、收心、養心，皆所以防此火之動於妄也。醫者立教，恬淡虛無，精神内守，亦所以遏此火之動於妄也。蓋相火藏於肝、腎陰分，君火不妄動，相火惟有禀命守位而已，焉有燔灼之虐焰、飛走之狂勢也哉！《易·兑》取象於少女。兑，説也。遇少男，艮爲咸。咸，無心之感也。艮，止也。房中之法，有艮止之義焉。若艮而不止，徒有戕賊，何補益之有？竊詳《千金》之意，彼壯年貪縱者，水之體非嚮日之静也，故著房中之法，爲補益之助。此可用於質壯心静、遇敵不動之人也。苟無聖賢之心，神仙之骨，未易爲也。女法水，男法火，水能制火，一樂於與，一樂於取，此自然之理也。若以房中爲補，殺人多矣。况中古以下，風俗日偷，資禀日薄，説夢向痴，難矣哉。

天氣屬金説

邵子曰：天依地，地依天，天地自相依附。《内經》曰：大氣舉之也。夫自清濁肇分，天以氣運於外而攝水，地以形居中而浮於水者也。是氣也，即天之謂也。自其無極者觀之，故曰大氣。至清、至剛、至健，屬乎金者也。非至剛，不能攝此水；非至健，不能運行無息以舉地之重；非至清，其剛健不能長，上古而不老。

或曰：子以天氣爲屬金者，固《易》卦取象之義，何至遂以屬金言之乎？善言天者，必有證於人；善言大者，必有譬於小，願明以告我。曰：天生萬物人爲貴，人形象天，可以取譬。肺主氣，外應皮毛，《内經》謂陽爲外衛，非皮毛乎，此天之象也；其包裹骨肉、腑臟於其中，此地之象也；血行於皮裏肉腠，晝夜周流無端，此水之象也。合三者而觀，非水浮地、天攝水、地懸於中乎！聖人作《易》，取金爲氣之象，厥有旨哉。

張子和攻擊注[一]論

愚閲張子和書，惟務攻擊。其意以爲正氣不能自病，因爲邪所客，所以爲病也，

[一]「注」：庚子本作「法」。

邪去正氣自安。因病有在上、在中、在下、深淺之不同，立爲汗、吐、下三法以攻之。初看其書，將謂醫之法盡於是矣。後因思《内經》有謂之虚者，精氣虚也；謂之實者，邪氣實也。夫邪所客，必因正氣之虚，然後邪得而客之。苟正氣實，邪無自入之理。由是於子和之法，不能不致疑於其間。

又思《内經》有言：陰平陽秘，精神乃治；陰陽離决，精氣乃絶。又思仲景有言：病當汗解，診其尺脈澀，當與黄芪建中湯補之，然後汗之。於是以子和之書，非子和之筆也。馳名中土，其法必有過於朋輩者，何其書之所言，與《内經》、仲景之意若是之不同也？於是决意於得名師，以爲之依歸，發其茅塞。遂游江湖，但聞某處有某治醫，便往拜而問之，連經數郡，無一人焉。

後到定城，始得《原病式》、東垣方稿，乃大悟子和之孟浪，然終未得的然之議論，將謂江浙間無可爲師者。

泰定乙丑夏，始得聞羅太無并陳芝岩之言，遂往拜之。蒙叱駡者五七次，趑趄三閲月，始得降接。因觀羅先生治一病僧，黄瘦倦怠，羅公詢其病，因乃蜀人，出家時其母在堂，及游浙右經七年，忽一日，念母之心不可遏，欲歸無腰纏，徒爾朝夕西望而泣，以是得病。時僧二十五歲，羅令其隔壁泊宿，每日以牛肉、猪肚甘肥等，煮糜爛與之。凡經半月餘，且時以慰諭之言勞之。又曰：我與鈔十錠作路費，我不望報，但欲救汝之死命爾。察其形稍蘇，與桃仁承氣，一日三帖下之，皆是血塊痰積方止。次日只與熟菜稀粥將息，又半月，其人遂如故。又半月餘，與鈔十錠遂行。因大悟攻擊之法，必其人充實，禀質本壯，乃可行也。否則邪去而正氣傷，小病必重，重病必死。羅每日有求醫者來，必令其診視脈狀回禀。羅但卧聽，口授用某藥治某病，以某藥監某藥，以某藥爲引經，往來一年半，并無一定之方。至於一方之中，自有攻補兼用者，亦有先攻後補者，有先補後攻者。又大悟古方治今病，焉能吻合？隨時取中，其此之謂乎！

是時，羅又言：用古方治今病，正如拆舊屋揍新屋，其材木非一，不再經匠氏之手，其可用乎？由是又思許學士《釋微論》曰：予讀仲景書，用仲景之法，然未嘗守仲景之方，乃爲得仲景之心也。遂取東垣方稿，手自鈔録，乃悟治病人，當如漢高祖縱秦暴，周武王縱商之後，自非發財散粟，與三章之法，其受傷之氣，倦憊之人，何由而平復也？於是定爲陰易乏陽易亢，攻擊宜詳審，正氣須保護，以《局方》爲戒哉。

局方發揮

竹劍平　點校

整理説明

一、《局方發揮》概況

《局方發揮》成書於元至正七年（一三四七）。全書一卷，可分七部分，每部分大多設有緒論，繼以問答形式展開論辯和質疑，共列三十一條。本書針對宋代方書《太平惠民和劑局方》（下簡稱《局方》）僅於每方之下條列症狀而不論述病因病機，立法簡單而又少變通，用藥偏於剛烈香燥等問題，并結合丹溪自己的臨床心得，以問答的形式展開論辯和質疑，逐一剖析其誤人之處，在理論上闡發了「陽常有餘，陰常不足」的觀點，力戒溫補，反對濫用香燥之藥。此書論述精當，與《格致餘論》互作補充發明，共同闡發作者「相火論」和注重養陰的學術思想，是反映丹溪理論主張與臨床經驗的重要著作。

二、學術特點及貢獻

（一）批駁「製藥俟病」弊端

《局方》爲宋裴宗元、陳師文等奉官府之命組織編修，共五卷，分二十一門，載方二百九十七首，大多爲丸、散，係一部關於中成藥的專書。因其可以據證檢方，即方用藥，使用方便，故「官府守之以爲法，醫門傳之以爲業，病者恃之以立命」。應該説，在仲景之後至唐宋，醫學發展的特點是在實踐方面積累了豐富的經驗，有《千金方》《外臺秘要》《聖惠方》《聖濟總録》等方書出現，《局方》對繁多的方劑進行篩選和鑒定，使之由博返約，并以官方醫療機構的標準處方集形式頒布，患者可據病證選用成藥，因其具有權威性和便捷性而風行一時，對醫學的發展起到了一定的積極作用。《局方》中的許多方劑，不僅療效確切，效果顯著，而且至今仍在臨床上發揮着重要作用，如凉膈散、紫雪丹、至寶丹、牛黄清心丸、逍遥散、附子理中丸、四君子湯、十全大補湯、參苓白术散、蘇合香丸、失笑散、肥兒丸、藿香正氣散、平胃散、八正散、二陳湯、川芎茶調散、小活絡丹、戊己丸等。這些方劑適應病證範圍廣泛，療效可靠，不僅廣泛應用於宋代，而且在後世仍被普遍使用，充分體現了《局方》的延時效應。特别需要指出的是，《中國藥典》（一九八五年版）共載成方製劑二百零七首，其中引用《局方》中的方劑竟達二十二首之多，占總數十分之一强，而歷史上影響較大的《傷寒論》中的方劑僅引載五首，由此可見，《局方》的延時效應是不可低估的。但是細究其組方，雖於每方之下條列症狀，但没有説明病因病機，立法簡單，缺少變通，并勉之常服、久服，「世人習之以成俗」，故産生了諸多弊端。因此，丹溪針對「《局方》製藥以俟病」的錯誤做法進行了辯駁。他在卷首明確指出：「《和劑局方》之爲書也，可以據證檢方，即方用藥，不必求醫，不必修製，尋贖見成丸散，病痛便可安痊。仁民之意，可謂至矣！自宋迄今，官府守之以爲法，醫門傳之以爲業，病者恃之以立命，世人習之以成俗，然予竊有疑焉」。批評《局方》只在方後記述主治的證候、藥物劑量、修製服用的方法，却不議論病因病機，認爲：「病者一身，血氣有淺深，體段有上下，臟腑有内外，時月有久近，形志有苦樂，肌膚有厚薄，能毒有可否，標本有先後，年有老弱，治有五方，令有四時，某藥治某病，某經用某藥，孰爲正治反治，孰爲君臣佐使，合是數者，計較分毫，議方治療，貴乎適中」，如「集前人已效之方，應今人無限之病，何異刻舟求劍，按圖索驥」。他分析小續命湯、地仙丹、潤體丸等風門三十餘方時謂：「風者，百病之長，至其變化，乃爲他病。又曰善行數變……至寶丹、靈寶丹論之，曰治中風不語，治中風語澀。夫不語與語澀，其可一例看乎？有失音不語，有舌强不語，有神昏不語，有口禁不語，有舌縱語澀，有舌麻語澀……一方可通治乎？」他還明確批評《局方》泄痢一門，概以鍾乳健脾丸、朝真丸、赤石脂散等熱澀爲治，認爲：「泄痢與滯下，混同論治，實實虚虚之患，將不俟終日矣。」指明兩者鑒别在「泄痢之病，水穀或化或不化，并無努責，惟覺困倦。若滯下則不然，或膿或血，或膿血相雜，或腸垢，或無糟粕，或糟粕相混，雖有痛、不痛、大痛之異，然皆裹急後重，逼迫惱人」。因此，他説：「醫者，意也。」强調人體的生理功能和病理變化千差萬别，治療各異，醫之關鍵在於隨機應變，如果用不變之成方應對千變萬化之病情，則猶如刻舟求劍，按圖索驥。丹溪認爲臨證治病，猶如對敵之將，操舟之工，必先求其得病之因，審其所犯何邪，視標本緩急，先後施治，所謂「病之有本，猶草之有根也」（《格致餘論》）。嘗謂：「圓機活法，《内經》具舉，與《經》意合者，仲景之書也。」讚揚仲景「因病以製方」，其諸方爲萬世法，善用者用其法。言中肯綮，有啓後學。但也有人認爲，朱氏忽略了《局方》係一部關於中成藥的專書。中成藥係以中藥材爲原料，在中醫藥理論指導下，把療效確切的處方、驗方、秘方製成不同劑型的藥物成品，它具有效驗、方便、經濟等特點，是防治疾病不可缺少的藥物。《局方》中的許多中成藥都是前人無數次臨床成功經驗的總結，療效確切，儘管疾病變化多端，但變中有常，疾病的發生與演變不是雜亂無章的，而是有規律的，因而在一定時期内疾病譜系是相對穩定的，這就使得前人的經驗可以爲後人所借鑒。因此可以説，中成藥及其專書的問世，是傳統藥物學發展的必然歸宿。至於朱氏責難「集前人已效之方，應今人無限之病」，這并不是《局方》之過，乃使用者不知權變，以爲《局方》之方可包治百病之過也。事實上今人用古方，後人用前人方，都需靈活把握，對仲景方也如此。就古病和今病而言，一方面因爲許多疾病古今是相同或相似的，因而不少古方不僅治古病，沿用至今依然有效。如此，將有效之方固定下來，并加以法典化，不僅是可行的，而且節時省力，方便病家，規範和指導後世方劑學的發展，使後世有章可循，有法可依。

（二）反對濫用香燥之品

丹溪師承河間學説，反對《局方》濫用辛香燥熱之品，他説：「今《局方》辛香燥熱以類而聚之，未嘗見其所謂遠熱也。」例如脾胃氣滯當辨寒熱，而《局方》「徑以烏、附助佐丹劑，專意服餌。積而久也，血液俱耗，胃脘乾槁……遂使藥助病邪，展轉深痼」等。丹溪論述説：「《經》曰：陰平陽秘，精神乃治。氣爲陽宜降，血爲陰宜昇……今觀諸湯，非豆蔻、縮砂、乾薑、良薑之辛宜於口，非丁香、沉、檀、蘇、桂之香宜於鼻……主者以此爲禮，賓朋以此取快。不思辛香昇氣，漸至於散；積温成熱，漸至鬱火。」可見當時以《局方》辛香燥熱爲時尚已成爲一種流弊。丹溪批評道：「例用辛香燥熱爲方，不知權變，寧不誤人？」明確對《局方》濫用辛香燥熱之品提出質疑。又如氣病及嘔吐、噎膈、吞酸、痰飲等明顯是熱證，但《局方》却用安息香丸、五膈丸、丁沉煎丸、倍术丸等熱藥。故丹溪首先闡述這些病證屬熱的機理，并以劉河間説爲據，繼而大量援引《金匱要略》中相關條文，歸納其治法，指責《局方》「例用辛香燥熱之劑，以火濟火，實實虚虚，咎將誰執？」。從「陽常有餘，陰常不足」觀點出發，認爲人體水不勝火，氣昇火炎，氣病多屬熱，如果以寒論治，投以辛香燥熱之劑，只是暫時得快，其原因是「氣鬱爲濕痰，丹性熱燥，濕痰被劫，亦爲暫開，所以清快」。久服則自氣成積，爲痰飲、吞酸，繼則痰挾瘀血，爲痞、痛、嘔吐、噎膈。即使是病人自言冷氣上衝，也屬「火極似水」，體現了以火熱立論的學術思想，然後指出丹藥助火，「陰血愈耗，其昇愈甚」。但他批駁《局方》「例用辛香燥熱」也有偏見之傾向，因爲《局方》用藥并非全爲香燥，從《局方》所載的四百六十七味藥物來看，其中辛温藥爲一百七十六味，平性藥爲一百零七味，而寒凉藥則爲一百八十四味，寒凉藥占近三分之一。如從牛黄清心丸、八正散、凉膈散、紫雪丹、牛黄凉膈丸、紅雪通中散、龍腦飲子、甘露丸及消毒麻仁丸等方來分析，即以寒凉藥爲主，而主治熱病。即使是治療寒性病的方劑，如回陽救逆之黑錫丹也使用了苦寒的金鈴子、寒凉的朱砂，以防温燥太過。由此可以看到，丹溪的批評主要是針對其聚辛香燥熱爲一體或燥熱金石并用之方，而并非全面否定《局方》，這從其證治亦選用《局方》方藥即可證實，然而《局方》辛香燥熱藥出現頻率之多是不容忽視的，有些方劑全屬辛燥，與仲景立法相去甚遠，後世已多不用。因此，丹溪之評還是有一定道理的。

（三）主張脾胃清養之法

人體氣血的充盛，有賴於水穀的滋養，而水穀之滋養氣血，又與脾胃的運化息息相關。因此，丹溪非常重視對脾胃的調理。他認爲：「胃爲水穀之海，多血多氣，清和則能受；脾爲消化之氣，清和則能運。」説明脾胃位處中焦，職司運化，當其一虚，樞機失職，昇降無權，則當昇者不得昇，當降者不得降，當變化者不得變化，中焦之氣結聚，不得發越，而成六鬱之證，即所謂「氣爲之病，或痞或痛，不思食，或噫腐氣，或吞酸，或嘈雜，或膨滿」。臨證表現多端，或痞或脹，或痰或飲，甚而積聚癥瘕，凡此種種，病本皆在中焦。如果此時「醫者不察，猶執爲冷，翻思前藥，隨手得快。至此賓主皆恨藥欠燥熱，顒伺久服，可以温脾壯胃，消積行氣，以冀一旦豁然之效」，勢必造成「反得香熱之偏，助氣血沸騰。其始也，胃液凝聚，無所容受；其久也，脾氣耗散，傳化漸遲……積而久也，血液俱耗，胃脘乾槁。其槁在上，近咽之下，水飲可行，食物難入，間或可入亦不多，名之曰噎。其槁在下，與胃爲近，食雖可入，難盡入胃，良久復出，名之曰膈，亦曰反胃。大便秘少，若羊矢然。名雖不同，病出一體……第恨醫者不善處治，病者不守禁忌，遂使藥助病邪，展轉深痼，去生漸遠，深可哀憫」。因此，他在《局方發揮》中也反復强調脾胃不宜辛香燥熱，主張「清養脾胃」爲當。此論實際上開創了後世脾胃養陰學説之先河。在具體臨證用藥上，丹溪着眼於調理脾胃，以暢達氣機，扶持元氣，使中氣復而元氣足，陰火斂而相火降，認爲補陰精必補胃氣，脾胃得以「清養」，方能收養陰之功。故他臨證往往加入薑、棗調護中臟，清養脾胃，因薑、棗相配性温和，能温和脾胃，補養脾胃之氣，此外，丹溪還常於四物湯中倍加白芍，佐以陳皮，健脾行氣，清養脾胃。

（四）注重中風辨别論治

中風病因複雜，其病因研究在唐宋以前，主要以「外風」學説爲主，多從「内虚邪中」立論，唐宋以後，特别是金元時代，才突出以「内風」立論，其中劉河間力主「心火暴甚」，李東垣認爲「正氣自虚」，這是中風病因學説上的一大轉折，完善了對中風病因的認識。丹溪在《局方發揮》中指責《局方》對中風識證用藥之非，他説：「《局方》本爲外感立方，而以内傷熱證衮同出治，其爲害也，似非細故。」這是針對《局方》中「治諸風」一卷而言。剖析《局方》中「治諸風」一卷，諸風不僅指外感而言，其中也包括中風在内。該卷中的至寶丹、靈寶丹、牛黄丸、雄朱丸、小續命湯、鐵彈丸、大聖一粒金丹、省風湯、三生飲、大醒風湯、四生丸等方，均明確標以治卒中、中風等病。丹溪舉例質疑《局方》中「潤體丸等三十餘方，皆曰治諸風，治一切風，治一應風，治男子三十六種風，其爲主治甚爲浩博，且寒熱虚實，判然迥別，一方通治，果合《經》意乎？果能去病乎？龍虎丹、排風湯俱係治五臟風，而排風又曰風發，又似有内出之意」。因此，他集衆家之論，主張「濕痰生熱」。他立足於河間火熱論闡述中風病因病機，提出岐伯、仲景、孫思邈所言之風屬外感，劉河間所言之風指内傷熱證，與《内經》痿證相合。他説：「大率主血虚有痰，以治痰爲先，次養血行血，或作血虚挾火與濕。大法去痰爲主，兼補。薑汁不可少。《内經》曰：邪之所凑，其氣必虚。劉河間以爲内傷熱病，張仲景以爲外邪之感。風之傷人，在肺臟爲多。半身不遂，大率多痰。痰壅盛者、口眼歪斜者、不能言者，法當吐。輕者、醒者，瓜蒂散、稀涎散。或以蝦半斤入醬、葱、椒等煮，先吃蝦，後飲汁，探吐之，引出風痰。」（《丹溪治法心要》）這些説明了痰濕壅盛型中風的論治，從而提出瀉火補水爲治療大法，并强調視其兼挾而靈活製方，在中風的急性階段及其後遺症的辨證論治、處方用藥等方面，均具有獨特理論和特殊療效。以後其弟子王安道繼承丹溪中風學説，經過大量臨床實踐，首先提出了「真中風」和「類中風」的概念，使中風的定義有了新的認識，是對丹溪學説的進一步發展。

（五）倡導瀉南補北治痿

痿證是指肢體筋脈弛緩，軟弱無力，日久因不能隨意運動而致肌肉萎縮的一種病證。《内經》對痿證的記載比較詳細，從病因病機、證候特點、治療方法等方面分爲皮痿、脈痿、筋痿、肉痿、骨痿，其主要病理爲「肺熱葉焦」，或「因於濕，首如裹；濕熱不攘，大筋緛短，小筋弛長，緛短爲拘，弛長爲痿」（《素問·生氣通天論》），明確提出「治痿獨取陽明」的治療大法。後世醫家對本病有專題論述，特别是張子和在《儒門事親》中把風、痹、厥證的證候特點與痿證做了詳細鑒别，提出

「痿病無寒」的論點。朱丹溪在此基礎上則更進一步擴充了張子和的學説，他在《局方發揮》中指出，由於《局方》用治風之藥通治諸痿證，而造成世人將風病同諸痿證混淆，他認爲《素問・風論》所論的風是指外感，「別無癱瘓、痿弱……語澀、不語之文」，以糾正「風痿混同」之弊。丹溪在《局方發揮》第一個問答中對《局方》在治風之外，又對神魂恍惚、起便須人、手足不隨、神志昏憒、癱瘓嚲曳、手足筋衰、眩暈倒仆、半身不遂、脚膝緩弱、四肢無力、顫掉拘攣、不語、語澀諸痿等證，悉皆治之的做法提出質疑。他認爲昏惑、瘛瘲、瞀悶、暴瘖等證皆屬於火，四肢不舉、舌本强、痰涎有聲等證皆屬於土，都是濕熱内傷之病，當作諸痿治之，并對《局方》至寶丹、靈寶丹所治病證逐一辨析，以見《局方》以一方通治且用藥燥悍香竄的弊端。故他根據《素問・痿論》「五臟因肺熱葉焦，發爲痿躄」的理論，繼承東垣治痿之經驗，認爲諸痿皆起於肺熱，只宜補養，如果用治外感風邪之方治之，難免「實實虚虚」之禍，從而提出「瀉南方、補北方」的治痿原則，對後世影響頗深，至今仍有參考價值。

總之，《局方發揮》是以《内經》理論及仲景之學、河間之説等爲依據，對《局方》進行的論辯和質疑，旨在糾正時弊。丹溪在該書中强調人體的生理功能和病理變化千差萬别，治療各異，醫之關鍵在於隨機應變，批評《局方》只在方後記述主治的證候、藥物劑量、修製服用的方法，却不議論病因病機，是用一方通治諸病，用不變之成方以應千變萬化之病情。《局方發揮》一書中丹溪繼續倡導「相火」及「陽常有餘，陰常不足」二論，批駁《局方》用藥偏燥熱，更批評當時醫學界不研求醫理的弊病，其主旨在於闡述滋陰派的學術觀點和辨證論治的精神。雖激烈之辭不絶卷中，但對糾正當時形成的不辨證用藥、濫用《局方》方劑之流弊，起了一定的積極作用。

三、校勘版本説明

據《中國中醫古籍總目》記載，《局方發揮》目前國内所見版本有：元代原刻本（康有爲鑒定本，經調研實爲明刻本）、明嘉靖八年（一五二九）梅南書屋刻本、明萬曆二十九年（一六〇一）《古今醫統正脈全書》本、日本萬治二年（一六五九）村上勘兵衛刻本、日本元禄二年（一六八九）書肆武村新兵衛刻本、清光緒七年（一八八一）嶺南雲林閣《東垣十書》本、清光緒庚子（一九〇〇）《丹溪全書》本、一九五六年人民衛生出版社影印本等。

此次校勘采用明萬曆二十九年《古今醫統正脈全書》本（中國中醫科學院圖書館藏）爲底本，以日本元禄二年書肆武村新兵衛刻本（簡稱元禄本）爲主校本，以清光緒庚子《丹溪全書》本（簡稱庚子本）爲參校本。

《和劑局方》之爲書也，可以據證檢方，即方用藥，不必求醫，不必修製，尋贖見成丸散，病痛便可安痊。仁民之意，可謂至矣！自宋迄今，官府守之以爲法，醫門傳之以爲業，病者恃之以立命，世人習之以成俗，然予竊有疑焉。何者？古人以神聖工巧言醫。又曰：醫者，意也。以其傳授雖的，造詣雖深，臨機應變，如對敵之將、操舟之工，自非盡君子隨時取〔一〕中之妙，寧無愧於醫乎？今乃集前人已效之方，應今人無限〔二〕之病，何異刻舟求劍，按圖索驥，冀其偶然中，難矣！

或曰：仲景治傷寒，著一百一十三方；治雜病，著《金匱要略》曰二十有三門。歷代名方，汗牛充棟，流傳至今，明效大驗，顯然耳目。今吾子致疑於《局方》，無乃失之謬妄乎？

予曰：醫之視病問證，已得病之情矣。然病者一身，血氣有淺深，體段有上下，臟腑有內外，時月有久近，形志有苦樂，肌膚〔三〕有厚薄，能毒有可否，標本有先後，

〔一〕「取」：原作「反」，據元禄本改。
〔二〕「限」：原作「恨」，據元禄本改。
〔三〕「肌膚」：元禄本作「資稟」。

年有老弱，治有五方，令有四時，某藥治某病，某經用某藥，孰爲正治反治，孰爲君臣佐使，合是數者，計較分毫，議方治療，貴乎適中。今觀《局方》，别無病源議論，止於各方條述證候，繼以藥石之分兩，修製藥餌之法度，而又勉其多服、常服、久服。殊不知一方通治諸病，似乎立法簡便，廣絡原野，冀獲一二〔一〕，寧免許學士之誚乎？仲景諸方，實萬世醫門之規矩準繩也，後之欲爲方圓平直者，必於是而取則焉。然猶設爲問難，藥作何應，處以何法。許學士亦曰：我善讀仲景書而知其意，然未嘗全用其方。《局方》製作，將擬仲景耶？故不揣荒陋，敢陳管見，倘蒙改而正諸，實爲醫道之幸。今世所謂風病，大率與諸痿證衮同論治，良由《局方》多以治風之藥，通治諸痿也。古聖論風、論痿，各有篇目，源流不同，治法亦異，不得不辨。按《風論》，風者，百病之長，至其變化，乃爲他病。又曰善行數變，曰因於露風，曰先受邪，曰在腠理，曰客，曰入，曰傷，曰中，歷陳五臟與胃之傷，皆多汗而惡風。其發明風邪係外感之病，有臟腑、内外、虚實、寒熱之不同，若是之明且盡也，别無癱

〔一〕「二」：元禄本作「兔」。

瘓、痿弱、卒中、不省、僵仆、喎斜、攣縮、眩運、語澀、不語之文。新舊所録治風之方，凡十道，且即至寶丹、靈寶丹論之，曰治中風不語，治中風語澀。夫不語與語澀，其可一例看乎？有失音不語，有舌强不語，有神昏不語，有口禁不語；有舌縱語澀，有舌麻語澀。治大腸風秘，秘有風熱，有風虚，曾謂一方可通治乎？又曰：治口鼻血出。夫口鼻出血，皆是陽盛陰虚，有昇無降，血隨氣上，越出上竅。法當補陰抑陽，氣降則血歸經，豈可以輕颺飛竄之腦、麝，佐之以燥悍之金石乎？又曰：治皮膚燥癢。《經》曰：諸癢爲虚。血不榮肌腠，所以癢也。當與滋補藥以養陰血，血和肌潤，癢自不作，豈可以一十七兩重之金石，佐以五兩重之腦、麝、香、桂，而欲以一兩重之當歸和血，一升之童便活血，一升之生地黄汁生血？夫枯槁之血，果能和而生乎？果能潤澤肌肉之乾瘦乎？又曰：治難産死胎，血脈不行，此血氣滯病也。又曰：治神昏恍惚，久在床枕，此血氣虚弱也。夫治血以血藥，治虚以補藥，彼燥悍香竄之劑，固可以劫滯氣，果可以治血而補虚乎？潤體丸等三十餘方，皆曰治諸風，治一切風，治一應風，治男子三十六種風，其爲主治甚爲浩博，且寒熱虚實，判然迥别，一方通治，果合《經》意乎？果能去病乎？龍虎丹、排風湯俱係治五臟風，而排風又曰風發，又似有内出之意。夫病既在五臟，道遠而所感深，一則用麻黄三兩以發其表，一則用腦、麝六兩以瀉其衛，而謂可以治臟病乎？借曰：在龍虎則有寒水石一斤以爲鎮墜，在排風則有白术、當歸以爲補養，此殆與古人輔佐因用之意合。吁！臟病屬裏，而用發表瀉衛之藥，寧不犯誅伐無過之戒乎？寧不助病邪而伐根本乎？骨碎補丸治肝腎風虚，乳香宣經丸治體虚，换腿丸治足三陰經虚，或因感風而虚〔一〕，或因虚而感風。既曰體虚、肝腎虚、足三陰經虚，病非輕小，理宜補養，而自然銅、半夏、威靈仙、荆芥、地龍、川楝、烏藥、防風、牽牛、靈脂、草烏、羌活、石楠、天麻、南星、檳榔等疏通燥疾之藥，居補劑之大半，果可以補虚乎？七聖散之治風濕流注，活血應痛丸之治風濕客腎經，衛汗以散風，導水以行濕，仲景法也。觀其用藥，何者爲散風，何者謂行濕，吾不得而知也。三生飲之治外感風寒，内傷喜怒，或六脈沉伏，或指下浮盛，及痰厥氣虚，大有神效。治外感以發散，仲景法也；治内傷以補養，東垣法也，誰能易之？脈之沉伏浮盛，其寒熱、表裏、虚實之相遠，若水火然，似難同

〔一〕「感風而虚」：原作「風而虚感」，據元禄本乙轉。

藥。痰厥因於寒，或能成功，血氣虚者，何以收救？已上諸疑，特舉其顯者耳。若毫分縷析，更僕未可盡也。姑用寘之忘言。

或曰：吾子謂《内經・風論》主於外感，其用麻黄、桂枝、烏、附輩，將以解風寒也；其用腦、麝、威靈仙、黑牽牛輩，將以行凝滯也。子之言過矣。

予應之曰：風病外感，善行數變，其病多實少虚，發表行滯，有何不可？治風之外，何爲又歷述神昏恍惚、起便須人、手足不隨、神志昏憒、癱瘓嚲曳、手足筋衰、眩運倒仆、半身不遂、脚膝緩弱、四肢無力、顫掉拘攣、不語、語澀諸痿等證，悉皆治之？考諸《痿論》，肺熱葉焦，五臟因而受之，發爲痿躄。心氣熱生脈痿，故脛縱不任地；肝氣熱生筋痿，故宗筋弛縱；脾氣熱生肉痿，故痹而不仁；腎氣熱生骨痿，故足不任身。又曰：諸痿皆屬於上。謂之上者，皆病之本在肺也。又曰昏惑，曰瘈瘲，曰瞀悶，曰瞀昧，曰暴病，曰鬱冒，曰曚昧，曰暴瘖，曰瞀瘈，皆屬於火。又曰四肢不舉，曰舌本强，曰足痿不收，曰痰涎有聲，皆屬於土。又《禮記》注曰：魚肉，天産也，以養陽作陽德，以爲倦怠，悉是濕熱内傷之病，當作諸痿治之，何《局方》治風之方，兼治痿者十居其九？不思諸痿皆起於肺熱，傳入五臟，散爲諸證。大抵只宜補養，若以外感風邪治之，寧免實實虚虚之禍乎？

或曰：《經》曰，諸風掉眩，皆屬於肝；諸暴强直，皆屬於風。至於掉振、不能久立，善暴僵仆，皆以爲木病。肝屬木，風者，木之氣。曰掉，曰掉振，非顫掉乎？曰眩，非眩運乎？曰不能久立，非筋衰乎？非緩弱無力乎？曰諸暴强直，非不隨乎？曰善暴僵仆，非倒仆乎？又曰瞀悶，曰瞀昧，曰暴病，曰鬱冒、矇昧、暴瘖，曰瞀瘈，與上文所謂屬肝、屬風、屬木之病相似，何爲皆屬於火？曰舌本强，曰痰涎有聲，何爲皆屬於土？《痿論》俱未嘗言及，而吾子合火土二家之病，而又與倦怠并言，總作諸痿治之，其將有説以通之乎？

予應之曰：按《原病式》曰，風病多因熱甚。俗云風者，言末而忘其本也。所以中風而有癱瘓諸證者，非謂肝木之風實甚而卒中之也，亦非外於中風，良由將息失宜，腎水虚甚，則心火暴盛，水不制火也。火熱之氣怫鬱，神明昏冒，筋骨不用，而卒倒無所知也。亦有因喜、怒、思、悲、恐五志過極而卒中者，五志過熱甚故也。又《原病式〔一〕》

〔一〕「式」：原脱，據元禄本補。

曰：脾之脈，連舌本，散舌下。今脾臟受邪，故舌强。又河間曰：胃〔一〕膈熱甚，火氣炎上，傳化失常，故津液涌而爲痰涎潮上。因其稠黏難出，故作聲也。一以屬脾，一以爲胃，熱謂之屬火與土，不亦宜乎？雖然岐伯、仲景、孫思邈之言風，大意似指外邪之感；劉河間之言風，明指内傷熱説，實與《痿論》所言「諸痿生於熱」相合。外感之邪，有寒熱虚實，而挾寒者多；内傷之熱，皆是虚證，無寒可散，無實可瀉。《局方》本爲外感立方，而以内傷熱證衮〔二〕同出治，其爲害也，似非細故。

或曰：風分内外，痿病因熱，既得聞命矣。手陽明大腸經，肺之腑也；足陽明胃經，脾之腑也。治痿之法，取陽明一經，此引而未發之言，願明以告我。

予曰：諸痿生於肺熱，只此一句，便見治法大意。《經》曰：東方實，西方虚，瀉南方，補北方。此固是就生克言補瀉，而大經大法不外於此。東方木，肝也；西方金，肺也；南方火，心也；北方水，腎也。五行之中，惟火有二。腎雖有二，水居其

〔一〕「胃」：原作「謂」，據元禄本及《素問玄機原病式·氣逆衝上》改。

〔二〕「衮」：庚子本作「混」。

一，陽常有餘，陰常不足。故《經》曰：一水不勝二火，理之必然。肺金體燥而居上，主氣畏火者也；脾土性濕而居中，主四肢，畏木者也。火性炎上，若嗜欲無節，則水失所養，火寡於畏而侮所勝，肺得火邪而熱矣。木性剛急，肺受熱則金失所養，木寡於畏而侮所勝，脾得木邪而傷矣。肺熱則不能管攝一身，脾傷則四肢不能爲用，而諸痿之病作。瀉南方則肺金清，而東方不實，何脾傷之有？補北方則心火降，而西方不虛，何肺熱之有？故陽明實則宗筋潤，能束骨而利機關矣。治痿之法，無出於此。駱隆吉亦曰：風火既熾，當滋腎水。東垣先生取黄柏爲君，黄芪等補藥之輔佐，以治諸痿，而無一定之方。有兼痰積者，有濕多者，有熱多者，有濕熱相半者，有挾氣者，臨病製方，其善於治痿者乎！雖然，藥中肯綮矣，若將理失宜，聖醫不治也。天産作陽，厚味發熱，先哲格言，但是患痿之人，若不淡薄食味，吾知其必不能安全也。

或曰：小續命湯與《要略》相表裏，非外感之藥乎？地仙丹治勞傷腎憊，非内傷之藥乎？其將何以議之？

予曰：小續命湯比《要略》少當歸、石膏，多附子、防風、防己，果與仲景意合否也？仲景謂汗出則止藥，《局方》則曰久服瘥，又曰久病、風陰晦時更宜與。又曰治諸風，似皆非仲景意。然麻黄、防己可久服乎？諸風可通治乎？地仙丹既曰補腎，而滋補之藥與僭燥走竄之藥，相半用之，腎惡燥，而謂可以補腎乎？借曰：足少陰經，非附子輩不能自達。八味丸，仲景腎經藥也，八兩地黄以一兩附子佐之，觀此則是非可得而定矣，非吾之過論也。

又觀治氣一門，有曰治一切氣〔一〕，冷氣、滯氣、逆氣、上氣，用安息香丸、丁沉丸、大沉香丸、蘇子丸、匀氣散、如神丸、集香丸、白沉香丸、煨薑丸、鹽煎散、七氣湯、九痛丸〔二〕、温白丸、生薑湯；其治嘔吐、膈噎也，用五膈丸、五膈寬中散、膈氣散、酒癥丸、草豆蔻丸、撞氣丸、人參丁香散；其治吞酸也，用丁沉煎丸、小理中丸；其治痰飲也，用倍术丸、消飲丸、温中化痰丸、五套丸。且於各方條下，或曰口苦失味，曰噫酸，曰舌澀，曰吐清水，曰痞滿，曰氣急，曰脅下急痛，曰五心中熱，

〔一〕「氣」：庚子本無。
〔二〕「丸」：原脱，據元禄本及《和劑局方》補。

口爛生瘡，皆是明著熱證，何爲率用熱藥？夫周流於人之一身以爲生者，氣也。陽往則陰來，陰往則陽來，一昇一降，無有窮已。苟内不傷於七情，外不感於六淫，其爲氣也，何病之有？今曰冷氣、滯氣、逆氣、上氣，皆是肺受火邪，氣得炎上之化，有昇無降，薰蒸清道，甚而至於上焦不納，中焦不化，下焦不滲，展轉傳變，爲嘔爲吐，爲膈爲噎，爲痰爲飲，爲翻胃，爲吞酸。夫治寒以熱，治熱以寒，此正治之法也；治熱用熱，治寒用寒，此反佐之法也。詳味前方，既非正治，又非反佐，此愚之所以不能無疑也。謹按《原病式》曰：諸嘔吐酸，皆屬於熱；諸積飲，痞膈中滿，皆屬於濕；諸氣逆衝，上嘔涌溢，食不下，皆屬於火；諸堅痞，腹滿急痛，吐腥穢，皆屬於寒。深契仲景之意。《金匱要略》曰：胸痹病，胸背痛，栝蔞薤白湯主之；胸痹，心痛徹背，栝蔞薤白半夏湯主之；心下痞氣，氣結在胸，脅下上逆搶心者，枳實薤白栝蔞桂枝湯主之；嘔而心下痞者，半夏瀉心湯主之；乾嘔而利者，黄芩加半夏生薑湯主之。諸嘔吐，穀不得入者，小半夏湯主之；嘔吐，病在膈上者，猪苓湯主之；胃反嘔吐者，半夏參蜜湯主之；食已即吐者，大黄甘草湯主之；胃反，吐而渴者，茯苓澤瀉湯主之；吐後欲飲者，文蛤湯主之；病似嘔不嘔，似噦不噦，心中無奈者，薑汁半夏湯主之；乾嘔，手足冷者，陳皮湯主之；噦逆者，橘皮竹茹湯主之；乾嘔下痢者，黄芩湯主之。氣衝上者，皂莢丸主之；上氣，脈浮者，厚朴麻黄湯主之；上氣，脈沉者，澤漆湯主之；大逆上氣者，麥門冬湯主之。心下有痰飲，胸脅支滿，目眩，茯苓桂枝湯主之；短氣有微飲，當從小便出之，宜茯苓桂术甘草湯，腎氣丸亦主之；病者脈伏，其人欲自利，利者反快，雖利，心下續堅滿者，此爲流飲欲去故也，甘遂半夏湯主之；病懸飲者，十棗湯主之；病溢飲者，當發其汗，宜大青龍湯，又宜用小青龍湯；心下有支飲，其人苦冒眩，澤瀉湯主之；支飲，胸滿者，厚朴大黄湯主之；支飲，不得息，葶藶大棗瀉肺湯主之；嘔家本渴，今反不渴，心中有支飲故也，小半夏湯主之；卒嘔吐，心下痞，膈間有水，眩悸者，小半夏加茯苓湯主之；假令瘦人，臍下有悸者，吐涎沫而頭眩，水也，五苓散主之；心胸有停痰宿水，自吐水後，心胸間虚，氣滿不能食，消痰氣，令能食，茯苓飲主之；先渴後嘔，爲水停心下，此屬飲家，半夏加茯苓湯主之。

觀其微意，可表者汗之，可下者利之，滯者導之，鬱者揚之，熱者清之，寒者温之。偏寒偏熱者，反佐而行之；挾濕者，淡以滲之；挾虚者，補而養之。何嘗例用辛香燥熱之劑，以火濟火，實實虚虚，咎將誰執？

或曰：《脈訣》謂熱則生風，冷生氣，寒主收引。今冷氣上衝矣，氣逆矣，氣滯矣，非冷而何？吾子引仲景之言而斥其非，然則諸氣、諸飲、嘔吐、反胃、吞酸等病，將無寒證耶？

予曰：五臟各有火，五志激之，其火隨起。若諸寒爲病，必須身犯寒氣，口得寒物，乃爲病寒，非若諸火，病自内作，所以氣之病寒者，十無一二。

或曰：其餘痰氣，嘔吐吞酸，噎膈反胃，作熱作火論治，於理可通。若病人自言冷氣從下而上者，非冷而何？

予曰：上昇之氣，自肝而出，中挾相火，自下而出，其熱爲甚，自覺其冷，非真冷也。火極似水，積熱之甚，陽亢陰微，故見此證。冷生氣者，出高陽生之謬言也。若病果因感寒，當以去寒之劑治之，何至例用辛香燥熱爲方？不知權變，寧不誤人？

或曰：氣上昇者，皆用黑錫丹、養正丹、養氣丹等藥，以爲鎮墜。然服之者隨手得效，吾子以爲熱甚之病，亦將有誤耶？

予曰：相火之外，又有臟腑厥陽之火，五志之動，各有火起。相火者，此《經》

所謂一水不勝二火之火，出於天造。厥陽者，此《經》所謂一水不勝五火之火，出於人欲。氣之昇也，隨火炎上昇而不降，孰能禦之？今人欲借丹劑之重墜而降之，氣鬱爲濕痰，丹性熱燥，濕痰被劫，亦爲暫開，所以清快。丹藥〔一〕之法，偏助狂火，陰血愈耗，其昇愈甚。俗人喜溫，迷而不返，被此禍者，滔滔皆是。

或曰：丹藥之墜，欲降而昇，然則如之何則可？

予曰：投以辛涼，行以辛溫，制伏肝邪。治以鹹寒，佐以甘溫，收以苦甘，和以甘淡，補養陰血，陽自相附，陰陽比和，何昇之有？先哲格言，其則不遠，吾不贅及。

或曰：吐酸，《素問》明以爲熱，東垣又言爲寒，何也？

予曰：吐酸與吞酸不同。吐酸是吐出酸水如醋，平時津液隨上昇之氣鬱積而成，鬱積之久，濕中生熱，故從火化，遂作酸味，非熱而何？其有積之於久，不能自涌而出，伏於肺胃之間，咯不得上，咽不得下，肌表得風寒，則内熱愈鬱，而酸味刺心。肌表温暖，腠理開發，或得香熱湯丸，津液得行，亦得暫解，非寒而何？《素問》言

〔一〕「藥」：庚子本作「毒」，義勝。

熱者，言其本也；東垣言寒者，言其末也。但東垣不言外得風寒，而作收氣立說，欲瀉肺金之實。又謂寒藥不可治酸，而用安胃湯、加減二陳湯，俱犯丁香，且無治熱濕鬱積之法，爲未合《經》意。予嘗治吞酸，用黄連、茱萸各製炒，隨時令迭爲佐使，蒼术、茯苓爲主病，湯浸炊餅爲小丸吞之，仍教以粗食蔬菜自養，則病易安。

或曰：蘇合香丸雖是類聚香藥，其治骨蒸、殗殜、月閉、狐狸〔一〕等病，吾子以爲然乎？予曰：古人製方用藥，群隊者，必是攻補兼施，彼此相制，氣味相次，孰爲主病，孰爲引經，或用正治，或用反佐，各有意義。今方中用藥一十五味，除白术、朱砂、訶子共六兩，其餘一十二味共二十一兩，皆是性急輕竄之劑，往往用之於氣病與暴仆昏昧之人，其衝突經絡，漂蕩氣血，若摧枯拉朽。然不特此也，至如草豆蔻散，教人於夏月濃煎以代熱〔二〕水。夫草豆蔻，性大熱，去寒邪，夏月有何寒氣而欲多服？縮脾飲用草果，亦是此意，且夏食寒，所以養陽也。草豆蔻、草果，其食寒之意乎？

〔一〕「狸」：《外臺秘要》卷十三作「魅」。
〔二〕「熱」：庚子本作「熟」。

不特此也，抑又有甚者焉。接氣丹曰陽氣暴絶，當是陰先虧，陰先虧則陽氣無所依附，遂致飛越而暴絶也。上文乃曰：陰氣獨盛。陰氣若盛，陽氣焉有暴絶之理？假令陽氣暴絶，宜以滋補之劑保養而鎮静之，庶乎其有合夏食寒以爲養陽之本，何至又服辛香燥熱之劑乎？且此丹下咽，暴絶之陽果能接乎？孰爲是否，君其筭之。

或曰：《局方》言陰勝，陰邪盛也。陰邪既盛，陽有暴絶之理。子之所言，與陽氣相對待之陰也，果有陰虧而陽絶者，吾子其能救之乎？

予曰：陰陽二字，固以對待而言，所指無定在。或言寒熱，或言血氣，或言臟腑，或言表裏，或言動静，或言虚實，或言清濁，或言奇偶，或言上下，或言正邪，或言生殺，或言左右。求其立言之意，當是陰鬼之邪耳。陰鬼爲邪，自當作邪鬼治之。若陰先虧而陽暴絶者，嘗治一人矣。

浦江鄭兄，年近六十，奉養受用之人也。仲夏久患滯下，而又犯房勞。忽一晚，正走厠間，兩手舒撒，兩眼開而無光，尿自出，汗如雨，喉如拽鋸，呼吸甚微，其脈大而無倫次，無部位，可畏之甚。余適在彼，急令煎人參膏，且與灸氣海穴，艾炷如小指大，至十八壯，右手能動，又三壯，唇微動；參膏亦成，遂與一盞，至半夜後盡三盞，眼能動，盡二斤方能言而索粥，盡五斤而利止，十斤而安。

或曰：諸氣、諸飲，與嘔吐、吞酸、膈噎、反胃等證，《局方》未中肯綮，我知之矣。然則《要略》之方，果足用乎？抑猶有未發者乎？

予曰：天地氣化無窮，人身之病亦變化無窮。仲景之書，載道者也，醫之良者，引例推類，可謂無窮之應用。借令略有加減修合，終難逾越矩度。

夫氣之初病也，其端甚微。或因些少飲食不謹，或外冒風雨，或内感七情，或食味過厚，偏助陽氣，積成膈熱；或資禀充實，表密無汗；或性急易怒，火炎上，以致津液不行，清濁相干。氣爲之病，或痞或痛，不思食，或噫腐氣，或吞酸，或嘈雜，或膨滿。不求原本，便認爲寒，遽以辛香燥熱之劑投之。數帖時暫得快，以爲神方，厚味仍前，不節七情，反復相仍，舊病被劫暫開，濁液易於攢聚，或半月，或一月，前證復作。如此延蔓，自氣成積，自積成痰，此爲痰爲飲、爲吞酸之由也。良工未遇，繆藥又行，痰挾瘀血，遂成窠囊，此爲痞、爲痛、爲嘔吐、噎膈、反胃之次第也。飲食湯液，滯泥不行，滲道蹇澀，大便或秘或溏，下失傳化，中焦愈停，醫者不察，猶執爲冷，翻思前藥，隨手得快。至此賓主皆恨藥欠燥熱，顒伺久服，可以温脾壯胃，消積行氣，以冀一旦豁然之效。不思胃爲水穀之海，多血多氣，清和則能受；脾爲消化之氣，清和則能運。今反[一]得香熱之偏，助氣血沸騰。其始也，胃液凝聚，無所容受；其久也，脾氣耗散，傳化漸遲。其有胃熱易飢，急於得食，脾傷不磨，鬱積成痛。醫者猶曰虚而積寒，非尋常草木可療，徑以烏、附助佐丹劑，專意服餌。積而久也，血液俱耗，胃脘乾槁。其槁在上，近咽之下，水飲可行，食物難入，間或可入亦不多，名之曰噎。其槁在下，與胃爲近，食雖可入，難盡入胃，良久復出，名之曰膈，亦曰反胃。大便秘少，若羊矢然。名雖不同，病出一體。《要略》論飲有六，曰痰飲、懸飲、溢飲、支飲、留飲、伏飲，分别五臟諸證，治法至矣盡矣。第恨醫者不善處治，病者不守禁忌，遂使藥助病邪，展轉深痼，去生漸遠，深可哀憫。

或曰：《千金》諸方治噎膈反胃，未嘗廢薑、桂等劑，何吾子之多言也？

予曰：氣之鬱滯，久留清道，非借香熱，不足以行。然悉有大黄、石膏、竹茹、

[一]「反」：元禄本作「久」，義勝。

芒硝、澤瀉、前胡、朴硝、茯苓、黄芩、蘆根、栝蔞等藥爲之佐使，其始則同，其終則異，病邪易伏，其病自安。

或曰：胃脘乾槁者，古方果可治乎？將他有要捷之法者，或可補前人之未發者乎？予曰：古方用人參以補肺，御米以解毒，竹瀝以消〔一〕痰，乾薑以養血，粟米以實胃，蜜水以潤燥，薑以去穢，正是此意。張鷄峰亦曰：噎，當是神思間病，惟内觀自養，可以治之。此言深中病情，而施治之法，亦爲近理。夫噎病，生於血乾。夫血，陰氣也。陰主静，内外兩静，則臟腑之火不起，而金水二氣有養，陰血自生，腸胃津潤，傳化合宜，何噎之有？因觸類而長。曾製一方，治中年婦人，以四物湯加和〔二〕白陳皮、留尖桃仁、生甘草、酒紅花，濃煎，入驢尿飲，以防其或生蟲也，與數十帖而安。又台州治一匠者，年近三十，勤於工作，而有艾妻，且喜酒，其面白，其脈濇，重則大而無力，令其謝去工作，卧於牛家，取新温

〔一〕「消」：庚子本作「清」。
〔二〕「和」：連帶。又《脈因證治·三十五噎膈》作「四物湯加陳皮去白」。

牛乳細飲之，每頓進一杯，一晝夜可飲五七次，盡却食物，以漸而至八九次，半月大便潤，月餘而安。然或口乾，蓋酒毒未解，間飲甘蔗汁少許。

或者又曰：古方之治噎膈、反胃，未有不言寒者，子何不思之甚？

予曰：古人著方，必爲當時抱病者設也。其人實因於寒，故用之而得效，後人遂録以爲今式，不比《局方》，泛編成書，使天下後世之人凡有此證者，率遵守之以爲定法，而專以香熱爲用也。雖然挾寒者亦或有之，但今人之染此病，率因痰氣久得醫藥，傳變而成，其爲無寒也明矣。

或曰：治脾腎以温補藥，豈非《局方》之良法耶？吾子其將何以議之？

予曰：衆言淆亂，必折諸聖。切恐脾腎有病，未必皆寒。觀其養脾丸，治脾胃虚冷，體倦不食；嘉禾散，治脾胃不和，不能多食；消食丸，治脾胃俱虚，飲食不下；小獨聖丸，治脾胃不和，不思飲食；大七香丸，治脾冷胃虚，不思飲食；連翹丸，治脾胃不和，飲食不下；分氣紫蘇飲，治脾胃不和；木香餅子，治脾胃虚寒。温中良薑丸，曰温脾胃；奪命抽刀散，曰脾胃冷；燒脾散，曰脾胃虚；進食散，曰脾胃虚冷，不思飲食；丁香煮散，曰脾冷胃寒；二薑丸，曰養脾温胃；薑合丸，曰脾胃久虚；蓬煎丸，曰脾胃虚弱；守金丸，曰脾胃虚冷；集香丸，曰脾胃不和；蟠葱散，曰脾胃虚冷；壯脾丸，曰脾胃虚弱；人參丁香散，曰脾胃虚弱；人參煮散，曰脾胃不和；丁沉透膈湯，曰脾胃不和；丁香五奪丸，曰脾胃虚弱。膃肭臍丸之壯氣暖腎，菟絲子丸之治腎虚，金釵石斛丸之治氣不足，茴香丸之治臟虚冷，玉霜丸之治氣虚，安腎丸之治腎積寒，麝香鹿茸丸之益氣，養正丹之治諸虚，朴附丸之治脾胃虚弱，接氣丹之治真氣虚，四神丹之治五臟，沉香鹿茸丸之治氣不足，椒附丸之温五臟，蓯蓉大補丸之治五〔一〕臟元氣虚，鍾乳白澤丸之治諸虚，三建湯之治氣不足。甚者類聚丹劑，悉曰補脾胃，温脾胃，補腎，補五臟，補真氣，而各方條下曰舌苦，曰面黄，曰舌苦無味，曰中酒吐酒，曰酒積，曰酒癖，曰飲酒多，曰酒過傷，曰氣促喘急，曰口淡，曰舌澀，曰噫醋，曰舌乾，曰溺數，曰水道澀痛，曰小便出血，曰口苦，曰咽乾，曰氣促，曰盜汗，曰失精，曰津液内燥，曰氣上衝，曰外腎癢，曰枯槁失血，曰口唇乾燥，曰喘滿，曰肢體煩疼，曰衄血，曰小便淋瀝，悉是明具熱證，如何類聚燥熱，而謂可以健

〔一〕「五」：原作「元」，據《和劑局方》改。

脾温胃而滋腎補氣乎？《經》曰：熱傷脾。常服燥熱，寧不傷脾乎？又曰：腎惡燥。多服燥熱，寧不傷腎乎？又曰：熱傷元氣。久服燥熱，寧不傷氣乎？又曰用熱遠熱，又曰有熱者寒而行之，此教人用熱藥之法。蓋以熱藥治寒病，苟無寒藥爲之嚮導佐使，則病拒藥而扞格不入。謂之遠熱者，行之以寒也。兩句同一意，恐後人不識此理，故重言以明之。今《局方》辛香燥熱以類而聚之，未嘗見其所謂遠熱也。用熱而不遠熱，非惟不能中病，抑且正氣先傷，醫云乎哉！

夫良醫之治病也，必先求其得病之因。其虛邪也，當治其母；實邪也，當治其子；微邪也，當治其所勝；賊邪也，當治其所不勝；正邪也，當治其本經。《索矩》又謂雜合受邪，病者所受非止一端，又須察其有無雜合之邪，輕重較量，視標本之緩急，以爲施治之先後。今乃一切認爲寒冷，吾不知脾胃與腎，一向只是寒冷爲病耶？論方至此，雖至愚昧，不能不致疑也。

吾又考之《要略》矣：諸嘔吐，穀不得入者，小半夏湯主之；疸病，寒熱不食，食則頭眩，心胸不安者，茵陳湯主之；身腫而冷，胸窒，不能食，病在骨節，發汗則安；心胸停痰吐水，虚滿不能食者，茯苓湯主之；中風，手足拘急，惡寒，不欲飲食者，三黄湯主之；下利，不欲飲食者，大承氣湯主之；五勞虚極，羸瘦，不能食者，大黄䗪蟲丸主之；虚勞不足，汗出而悶，脈結心悸者，炙甘草湯主之；虚勞腰痛，小腹拘急者，八味丸主之；虚勞不足者，大薯蕷丸主之；虚勞，虚煩不得眠者，酸棗仁湯主之。夫嘔者，胸滿者，吐水者，下利者，惡寒者，腫而冷者，不能飲食者，虚勞羸瘦者，虚勞汗而悸者，虚勞而腰痛者，虚勞不足者，虚勞煩而不眠者，自《局方》之法觀之，寧不認爲寒冷而以熱藥行之乎？仲景施治則不然也。痰者導之，熱者清之，積者化之，濕者滲之，中氣清和，自然安裕。虚者補之，血凝者散之，躁者寧之，熱者和之，陰氣清寧，何虚勞之有也！

或曰：傷寒一門，雖取雜方，仲景之法亦摘取之矣，吾子其忘言乎？

予曰：傷寒之法，仲景而下，發明殆盡，《局方》是否，愚不必贅。雖然仲景論傷寒矣，而未及乎中寒。先哲治冒大寒而昏中者，用附子理中湯而安，其議藥則得之矣。曰傷，曰中，未聞有議其異[一]同之者。予俯而思之，傷寒有即病，有不即病，必

〔一〕「異」：原作「意」，據元禄本改。

大發熱，病邪循經而入，以漸而深。中寒則倉卒感受，其病即發而暴。傷寒之人，因其舊有鬱熱，風寒外束，肌腠自密，鬱發爲熱。其初也，用麻黄、桂枝輩，微表而安，以病體不甚虚也。中寒之人，乘其腠理疏豁，一身受邪，難分經絡，無熱可發，温補自解，此謂氣之大虚也。傷寒熱雖甚，不死；中寒若不急治，去生甚遠，其虚實蓋可見矣。

或曰：脾胃一門，子以《局方》用藥太熱，未合《經》意。若平胃散之温和，可以補養胃氣，吾子以爲何如？

予曰：蒼术性燥氣烈，行濕解表，甚爲有力。厚朴性温散氣，非脹滿實急者不用，承氣用之可見矣。雖有陳皮、甘草之甘緩、甘辛，亦是决裂耗散之劑，實無補土之和。《經》謂土氣大過曰敦阜，亦能爲病。况胃爲水穀之海，多氣多血，故因其病也，用之以瀉有餘之氣，使之平爾。又須察其挾寒，得寒物者投之，胃氣和平，便須却藥。謂之平者，非補之之謂，其可常服乎？

或曰：調胃承氣亦治胃病。謂之調者，似與平胃散之平意義相近，何用藥之相遠也？

予曰：調胃承氣治熱，中下二焦藥也。《經》曰：熱淫於内，治以鹹寒，佐以苦甘。功在乎導利，而行之以緩。平胃散止治濕，上焦之藥也。《經》曰：濕上甚而熱，治以苦温，佐以甘辛。以汗爲效而止。

或曰：治濕不利小便，非治也。非仲景法耶？何子言之悖也？

予曰：淡滲治濕，以其濕在中下二焦，今濕在上，宜以微汗而解，不欲汗多，故不用麻黄、葛根輩。

或曰：《局方》用藥多是温補，或以爲未合中道。積熱、痼冷二門，其製作，其取用，吾子其無以議之矣？

予曰：張仲景言一百八病，五勞六極七傷，與婦人共三十六病，孫真人言四百四病。凡遇一病須分寒熱，果寒耶，則熱之；果熱耶，則寒之；寒熱甚耶，則反佐而制之。今列病之目，僅十有餘，而分積熱、痼冷兩門，何不思之甚也？《要略》：中風脈緊爲寒，浮爲虚。肺痿吐涎，不能咳，不渴，必遺溺，此爲肺中冷，甘草乾薑湯温之。腹滿痛，時减如故，此爲寒，宜温之。下利，欲嚔不能，此腹中寒也。脅下偏痛，脈弦緊，此寒也，宜大黄附子細辛湯温之。痰飲，脈雙弦者，寒也。黄疸發熱，煩喘胸滿，口燥，又被火劫其汗，病從濕得，身盡熱而黄，此熱在内，宜下之。下利，脈數而渴，設不差，則圊膿血，以其有熱也。婦人能食，病七八日而更發熱者，此爲胃實氣熱，宜大承氣下之。産後七八日，若太陽證，小便〔一〕堅滿，此惡露不盡，不大便四五日，發熱，晡時煩燥，食則妄言，此熱在裏，結在膀胱，宜大承氣利之安。婦人或中風，或傷寒，經水適來適斷，有寒熱，皆爲熱入血室。今《局方》不曾言病，而所謂寒與熱者，其因何在？其病何名？果無〔二〕雜合所受邪？果無時令資稟之當擇耶？據外證之寒熱而遂用之，果無認假爲真耶？果以是爲非耶？

或曰：以寒熱爲篇目，固未合《經》意，若其諸方果有合乎？

予曰：有積熱爲篇目，固有可議，若諸方之製作取用，儘有妙理，吾其爲子發明前人之意，恐可爲用者涓埃之助。夫紫雪者，心、脾、肝、腎、胃經之藥也；通中散、洗心散，表裏血氣之藥也；涼膈散，心、肺、脾、胃之藥也；龍腦飲子、勝冰丹、

〔一〕「便」：《金匱要略方論》作「腹」。
〔二〕「無」：原作「然」，據元禄本改。

真珠散、靈液丹，上中二焦之藥也；碧雪〔一〕、鷄蘇丸、三黄丸、八正散，三焦藥也；甘露丸，心、脾、肝之藥也；凉膈丸，心、脾、胃之藥也；抱龍丸、麥門冬散，心、肺、肝之藥也；妙香丸，疏快腸胃，制伏木火藥也；甘露飲，心、肺、胃藥也；五淋散，血而裏藥也；消毒飲，氣而表藥也；麻仁丸，氣而裏藥也；導赤丸，氣與血而裏藥也；導赤散，心、小腸藥也。有升有降，有散有補，有滲導，有驅逐，有因用，有引經，或緩之以甘，或收之以酸，或行之以香，或因〔二〕之以蠟，或燥之以苦，觀其立方，各有所主，用方之人宜求其意。若夫痼冷門，尤有可議者。冷即寒也，《内經》以寒爲殺厲之氣，今加痼於冷之上，豈非指身惡寒而口喜熱之病耶？若以此外證，便認爲痼冷，宜乎？夏英公之常餌烏、附，常御綿帳，不知濕痰積中，抑遏陽氣，不得外泄，身必惡寒。《經》曰：亢則害，承乃制。又劉河間曰：火極似水。故見此證，當治以鹹寒，佐以甘温，視標本之先後，正邪之虚實，孰緩孰急，爲之正法，何至類用

〔一〕「雪」：原作「雷」，據元禄本改。
〔二〕「因」：疑當作「固」。

烏、附丹劑僭燥之藥，抱薪救火，屠劊何異？古人治戰慄，有以大承氣湯下之而愈者。惡寒戰慄，明是熱證，亦是因久服熱藥而得之者，但有虚實之分耳。

進士周本道，年近四十，得惡寒證，服附子數日而病甚，求余治。診其脈弦而似緩，遂以江茶入薑汁、香油些少，吐痰一升許，減綿大半。又與通聖散去麻黄、大黄、芒硝，加當歸、地黄，百餘帖而安。又一色目婦人，年近六十，六月内常覺惡寒戰慄，喜啖熱，御綿，多汗如雨，其形肥肌厚，已服附子二〔一〕十餘，但渾身癢甚，兩手脈沉澀，重取稍大，知其熱甚而血虚也。以四物湯去川芎，倍地黄，加白术、黄芪、炒柏、生甘草、人參，每帖三兩重，方與一帖，腹大泄，目無視，口無言。予知其病熱深，而藥無反佐之過也。仍取前藥熟炒與之，蓋借火力爲鄉導，一帖利止，四帖精神回，十帖病全安。又蔣氏婦，年五十餘，形瘦面黑，六月喜熱惡寒，兩手脈沉而澀，重取似數，以三黄丸下以薑汁，每三十粒，三十帖微汗而安。彼以積熱、痼冷爲叙方之篇目，其得失可知矣。

〔一〕「二」：元禄本作「三」。

泄痢一門，其用鍾乳健脾丸、朝真丸、駐車丸、訶黎勒丸、大温脾丸、黄連阿膠丸、胡粉丸、桃花丸、訶黎勒散、木香散、七棗湯、赤石脂散、養臟湯、御米湯、金粟湯、狗頭骨丸、豆蔻丸、肉豆蔻散、三神丸、丁香豆蔻散、止瀉丸，皆用熱藥爲主治，以澀藥爲佐使，當爲腸虚感寒而成滑痢者設也。彼瀉痢者，將無熱證耶？將無積滯耶？《内經》曰：春傷於風，夏爲膿血，多屬滯下。夫瀉痢證，其類尤多，先賢曰濕多成瀉，此確論也。曰風曰濕，固不可得而通治矣。况風與濕之外，又有雜合受邪，似難例用澀熱之劑。今方中書證，有兼治裏急者，有兼治後重者，有兼治裏急後重者，此豈非滯下之病乎？今瀉痢與滯下，衮同論治，實實虚虚之患，將不俟終日矣。

或曰：然則瀉痢與滯下爲病不同，治法亦别，吾子其能通之乎？

予曰：《經》曰暴注下迫，皆屬於熱；又曰暴注屬於火，又下痢清白屬於寒。熱，君火之氣；火，相火之氣；寒，寒水之氣。屬火熱者二，屬水寒者一。瀉痢一證，似乎屬熱者多，屬寒者少。詳玩《局方》，專以熱澀爲用，若用之於下痢清白而屬於寒者，斯可矣。《經》所謂下迫者，即裏急後重之謂也。其病屬火，相火所爲，其毒甚於熱也，投以澀熱，非殺之而何？謹按仲景之法，謂下痢，脉滑而數者，有宿食，當下之；下痢，脉遲而滑者，實也，痢爲未止，急下之；下痢，脉反滑，當有所去，下之安；下痢，不欲食，有宿食者，當下之；下痢，腹滿痛，爲寒爲實，當下之；下痢，腹堅實，當下之；下痢，譫語，有燥矢，當下之；下痢，二部皆平，按之心下堅急，當下之；下痢已差，至其時復發者，此爲下未盡，更下之，安；下痢，脉大浮弦，下之當自愈。風寒下〔一〕者，不可下，下後心下堅痛，脉遲，此爲寒，宜温之；脉浮大，此爲虚，强下之故也，設脉浮革者，因而腸鳴，當温之；下痢，脉遲緊，痛未欲止，當温之；下痢，心痛，急當救裏，可與理中、四逆、附子輩。下痢，大孔痛，宜温之。觀仲景可下者十法，可温者五法，謂之下者，率用承氣加減，何嘗以砒、丹、巴、硇決烈燥熱重毒之劑？謂之温者，率用薑、附爲主，何嘗用鍾乳、龍骨、石脂、粟殼緊澀燥毒之劑？

或曰：可下者，豈非腸胃有積滯乎？不用砒、丹、巴、硇，恐積滯未易行也。吾

〔一〕「下」：其下疑脱「痢」字。

子以爲未然，幸發明承氣之意可乎？

予曰：大黄之寒，其性善走，佐以厚朴之温，善行滯氣，緩以甘草之甘，飲以湯液，灌滌腸胃，滋潤輕快，無所留滯，積行即止。砒、丹、巴、硇，毒熱類聚，劑成丸藥，其氣兇暴，其體重滯，積垢雖行，毒氣未過，譬如强暴貪賊，手持兵刃，其可使之徘徊顧瞻於堂奥間乎？借使有愈病之功，其腸胃清淳之氣，能免旁損暗傷之患乎？仲景治痢，可温者温，可下者下，或解表，或利小便，或待其自已，區别易治、難治、不治之證，至爲詳密，然猶與滯下衮同立方命論。其後劉河間分别在表、在裏、挾風、挾濕、挾熱、挾寒、挾虚，明着經絡，堤防傳變。大概發明滯下證治，尤爲切要，有和血則便自愈〔一〕，調氣則後重自除，此實盲者之日月，聾者之雷霆也。

或曰：《局方》治法，將終不能彷彿仲景之方耶？

予曰：圓機活法，《内經》具舉，與《經》意合者，仲景之書也。仲景因病以製方，《局方》製藥以俟病，若之何其能彷彿也？宋命近臣讎校方書，彼近臣者，術業素異，

〔一〕「愈」：庚子本作「安」。

居養不同，焉知爲醫之事哉？雖然知尊仲景矣，亦未嘗不欲效之也，徒以捧心效西施爾。觀桃花丸一方可見矣。即《要略》桃花湯也，仲景以治便膿血，用赤石脂丸〔一〕者，乾薑、粳米同煮作湯，一飲病安，便止後藥。意謂病屬下焦，血虚且寒，非〔二〕乾薑之温，石脂之澀且重，不能止血；粳米味甘，引入腸胃，不使重澀之體，少有凝滯，故煮成湯液，藥行易散，餘毒亦無。《局方》不知深意，不造妙理，但取易於應用，喜其性味温補，借爲止瀉良方，改爲丸藥，劑以麵糊，日與三服，其果能與仲景之意合也？

或曰：河間之言滯下，似無挾虚挾寒者，然乎？否乎？幸明以告我。

予曰：泄痢之病，水穀或化或不化，并無努責，惟覺困倦。若滯下則不然，或膿或血，或膿血相雜，或腸垢，或無糟粕，或糟粕相混，雖有痛、不痛、大痛之異，然皆裏急後重，逼迫惱人。考之於《經》，察之於證，似乎皆熱證、實證也。余近年涉

〔一〕「丸」：原作「完」，據元禄本改。
〔二〕「非」：原作「養」，據元禄本改。

歷亦有大虛大寒者，不可不知，敢筆其略，以備采覽。

余從叔，年逾五十，夏間患滯下病，腹微痛，所下褐色，後重頻，并穀食大減，時有微熱。察其脈皆弦而澀，似數而稍長，却喜不甚浮大，兩手相等，視其神氣大減。余曰：此非滯下，憂慮所致，心血虧，脾氣弱耳。遂與參、术爲君，當歸身、陳皮爲臣，川芎、炒白芍藥、茯苓爲佐使，時暄熱甚，加少黄連，與兩日而安。梅長官年三十餘，奉養厚者，夏秋間患滯下，腹大痛。有人教服單煮乾薑，與一帖痛定，少頃又作，又與又定，由是服乾薑至三斤。八日後，予視之，左脈弦而稍大似數，右脈弦而稍大減，亦似數，重取之似緊。余曰：此必醉飽後，吃寒冷太過，當作虛寒治之。因其多服乾薑，遂教四物湯去地黄，加人參、白术、陳皮、酒紅花、茯苓、桃仁，煎入生薑汁飲之，至一月而安。金氏婦，年近四十，秋初尚熱，患滯下，腹但隱痛，夜重於晝，全不得睡，食亦稍減，口乾不飲，已得治痢靈砂二帖矣。余視之，兩手脈皆澀，且不匀，神思倦甚，飲食全減，因與四物湯，倍加白术爲君，以陳皮佐之，與十數帖而安。此三病者，若因其逼迫而用峻劑，豈不誤人！

或曰：《局方》諸湯，可以清痰，可以消積，可以快氣，可以化食，口鼻既宜，胸膈亦紓，平居無事，思患預防，非方之良者乎？

予曰：清香美味，誠足快意，揆之造化，恐未必然。《經》曰：陰平陽秘，精神乃治。氣爲陽宜降，血爲陰宜昇，一昇一降，無有偏勝，是謂平人。今觀諸湯，非豆蔻、縮砂、乾薑、良薑之辛宜於口，非丁香、沉、檀、蘇、桂之香宜於鼻，和以酸鹹甘淡，其將何以悦人？奉養之家，閑佚之際，主者以此爲禮，賓朋以此取快。不思香辛昇氣，漸至於散；積温成熱，漸至鬱火；甘味戀膈，漸成中滿。脾主中州，本經自病，傳化失職，清濁不分，陽亢於上，陰微於下，謂之陰平可乎？謂之陽秘可乎？將求無病，適足生病；將求取藥，反成受苦。《經》曰：久而增氣，物化之常；氣增而久，夭之由也。其病可勝言哉！

或曰：舍利別〔一〕非諸湯之類乎？其香辛甘酸，殆有甚焉，何言論弗之及也？

予曰：謂之舍利別者，皆取時果之液，煎熬如餳而飲之，稠之甚者，調以沸湯，

〔一〕「舍利別」：波斯和阿拉伯語音譯，又譯舍里別、舍里八、砂哩別等，其意爲解渴水，就是用時令水果的汁液調入蜂蜜，煎熬變濃之後飲用。

南人因名之曰煎。味雖甘美，性非中和，且如金櫻煎之縮小便，杏煎、楊梅煎、蒲桃煎、櫻桃煎之發胃火，積而至久，濕熱之禍，有不可勝言者。僅有桑椹煎無毒，可以解渴，其餘味之美者，并是嬉笑作罪，然乎？否乎？

或曰：婦人一門，無非經候、胎産、帶下，用藥温暖，於理頗通，吾子其無忘言乎？

予曰：婦人以血爲主，血屬陰，易於虧欠，非善調攝者，不能保全也。餘方是否，姑用置之，若神仙聚寶丹，則有不能忘言者。其方治血海虚寒，虚熱盜汗，理宜補養，琥珀之燥，麝香之散，可以用乎？面色痿黄，肢體浮腫，理宜導濕，乳香、没藥，固可治血，可以用乎？胎前産後，虚實不同，逐敗養新，攻補難并，積塊堅癥，赤白崩漏，宜於彼者，必防於此，而欲以一方通治乎？世人以其貴細温平，又喜其常服可以安神去邪，令人有子，殊不知積温成熱，香竄散氣，服者無不被禍。自非五臟能言，醫者終不知覺，及至變生他病，何曾歸咎此丹？余侄女，形色俱實，以得子之遲，服此藥，背上發癰，證候甚危。余診其脈，散大而澀，急以加减四物湯百餘帖，補其陰血，幸其質厚，易於收救，質之薄者，悔將何及？若五積散之治産後餘血作痛，則又有不能忘言者。以蒼术爲君，麻黄爲臣，厚朴、枳殼爲佐，雖有芍藥、當歸之補血，僅及蒼术三分之一，且其方中言婦人血氣不調，心腹撮痛，閉而不行，并宜服之，何不思産後之婦有何寒邪？血氣未充，似難發汗，借曰推陳致新，藥性温和，豈可借用麻黄之散，附以蒼术、枳、朴〔一〕？虚而又虚，禍不旋踵，率爾用藥，不思之甚。

或曰：初産之婦，好血已虧，瘀血尚留，黑神散非要藥歟？

予曰：至哉坤元，萬物資生，理之常也。初産之婦，好血未必虧，污血未必積，臟腑未必寒，何以藥爲？飲食起居，勤加調護，何病之有？誠有污血，體怯而寒，與之數帖，亦自簡便。或有他病，當求病起何因，病在何經，氣病治氣，血病治血，寒者温之，熱者清之，凝者行之，虚者補之，血多者止之，何用海〔二〕製此方，不恤無病生病？彼黑神散者，用乾薑、當歸之温熱，黑豆之甘，熟地黄之微寒，以補血之虚；佐以炒蒲黄之甘，以防出血之多；芍藥之酸寒，有收有散，以爲四藥之助；官桂之大

〔一〕「朴」：原作「麻」，據元禄本改。
〔二〕「海」：疑當作「泛」。

辛熱，以行滯氣，推凝血；和以甘草之緩。其爲取用，似乎精密，然驅逐與補益，似難同方施治。設有性急者，形瘦者，本有怒火者，夏月坐蓐者，時有火令，薑、桂皆爲禁藥。《論語》未達之戒，不知誰執其咎？

至於將護之法，尤爲悖理。肉汁發陰經之火，易成内傷之病，先哲具有訓戒，胡爲以羊鷄濃汁作糜？而又常服當歸丸、當歸建中湯、四順理中丸，雖是滋補，悉犯桂、附、乾薑僭熱之劑，臟腑無寒，何處消受？若夫兒之初生，母腹頓寬，便啖鷄子，且吃火鹽，不思鷄子難化，火鹽發熱，展轉爲病，醫者不識，每指他證，率爾用藥，寧不誤人？余每見産婦之無疾者，必教以却去黑神散與夫鷄子、火鹽、諸般肉食，且與白粥將理，間以些少石首鯗，煮令甘淡食之，至半月以後，方與少肉。若鷄子亦須豁開淡煮，大能養胃却疾。彼富貴之家，驕恣之婦，卒有白帶、頭風、氣痛、膈滿、痰逆、口乾、經水不調、髮脱、體熱，皆是陽勝陰虚之病。天生血氣，本自和平，曰勝曰虚，又焉知非此等繆妄有以啓之耶！

本草衍義補遺

竹劍平　點校

整理説明

一、《本草衍義補遺》概況

《本草衍義補遺》（下稱《補遺》）是元代著名醫學家朱丹溪對寇宗奭《本草衍義》（以下簡稱《衍義》）的補遺和闡發，是其研究中藥的代表作。有關該書的書名，明代宋濂《故丹溪先生朱公石表辭》及戴良《丹溪翁傳》中均記載，説明該書應爲丹溪自撰之作。其體例亦與《衍義》相仿，類似筆記形式，内容繁簡不等。有的詳細論述藥理及藥材鑒别，如論石膏，先從石膏的色澤、質地來分析其命名及功能，再提出其與方解石的鑒别依據；而某些藥物僅以數十字言，一筆帶過，如烏桕木、郁李仁等，僅言數字。由此可見，該書可能是丹溪閱讀《衍義》時的讀書筆記或講課筆記。

由於原書正文中多處出現「〇」號，隔開分成兩個部分，而後一部分多引用前人資料，或對丹溪藥論予以評述，説明該書中有部分内容并非丹溪所撰，疑爲丹溪門人所補。至於最後「新補增四十三種」部分，其内容無前一部分「一百四十九種」記載的藥物五行屬性，其藥物品種也不是增補《衍義》的，因此可考慮爲其門人或後世醫家（待考）增補。有關《補遺》的成書年代無考，一般都附於丹溪卒年元至正十八年（一三五八）之後。從該書現存版本來看，最早見於明正德三年（一五〇八）楊珣所輯《丹溪心法類集》（盧翊刻本）。而《丹溪心法附餘》流傳廣泛，現存版本最早是明嘉靖十五年（一五三六）姚文清刻本。

有關《補遺》收載的藥物及新補增數目，目前説法不一，尚志均等編著《歷代中藥文獻精華》（科學技術文獻出版社，一九八九年出版）認爲載藥一百五十三種，後新增補四十三種，共一百九十六種。也有人認爲，載藥一百五十三種，後新增補三十六種，共一百八十九種（劉玉瑋《〈本草衍義補遺〉對本草學的貢獻》，《天津中醫學院學報》一九九三年第一期）。筆者在點校該書的過程中，經與《衍義》仔細核對，確定前一部分藥物條目一百五十三種，但其中「防風、黄芪」一條應爲兩味藥物，

「燈籠草」中混入「佛耳」一條，「蜜」條與「石蜜」「糖」的内容重複，故實際載藥一百五十四種；後一部分原書題「新補增四十三種」，書中所載藥物條目僅四十二條，但其中「熟地黄」一條中收載「生地黄」，故實際載藥四十三種。兩者相加，共一百九十七種没錯，但問題是有關「新補增」的品種，原書所謂「新補增」四十三種藥物中，經筆者考證，《衍義》已收載的有：當歸、細辛、天麻、赤箭、柴胡、旋覆花、澤瀉、熟地黄（在「地黄」條中）、草豆蔻（在「豆蔻」條中）、茴香（作「香子」）、連翹、甘遂、天門冬、桑白皮（在「桑螵蛸」條中）、青皮、桃仁（作「桃核仁」）、生薑、赤石脂、款冬花、麻黄、郁李仁、豉、瞿麥、牡蠣等共二十四種，這一部分實際新增補僅十九種藥物。而前一部分藥物中《衍義》没有收載的有：燈心、竹瀝、羚羊角、麵、縮砂、黄芩、天南星、鎖陽、水萍浮芹、馬鞭草、燈籠草、佛耳、山楂子、漏蘆、薑黄、御米殼、烏柏木、鹵鹹、繅絲湯、麻沸湯、潦水、敗龜版、蛤粉、人中白、人中黄，共二十五種，這樣兩者相加，《補遺》新增補藥物應爲四十四種。此外，《補遺》中藥物名稱與《衍義》不同，而實際藥物基原一致的有：蓀（蘭蓀）、松（松黄）、皂角刺（皂莢）、凌霄花（紫葳草）、香附子（莎草）、秦椒（蜀椒）六種；藥物基原雖一致，但擴大了藥用部位的有：莧（莧實）、犬（犬膽）、鷄（丹雄鷄）三種；將《衍義》數種藥物合并爲一種的有：硝（朴硝、芒硝、硝石、英硝）、蝦蟆（蝦蟆、蛙）兩種。

二、學術特點及貢獻

第一，增加品種：增加了《衍義》没有收載的藥物品種，如防己、升麻、藁本、蘇木、地黄、前胡、知母、貝母、玄胡、大戟、麥門冬、牡丹皮、檳榔、玄參、蘆根、廣茂、京三棱、草龍膽、車前子、燈心、竹瀝、羚羊角、麵、縮砂、黄芩、天南星、鎖陽、水萍浮芹、馬鞭草、燈籠草、佛耳、山楂子、漏蘆、薑黄、御米殼、烏桕木、鹵碱、繅絲湯、麻沸湯、潦水、敗龜版、蛤粉、人中白、人中黄等。

第二，擴大部位。如《衍義》中「莧」僅用莧實，《補遺》擴大爲全株；「犬」僅用犬膽，《補遺》又增加了犬肉；鷄僅用「丹雄鷄」，《補遺》不拘雌雄。

第三，補充藥性。《補遺》針對《衍義》中部分藥物没有以陰陽五行來闡解藥性的遺漏或疏忽進行了補充。如山藥，《衍義》僅有釋名、炮製方法和宜忌，而《補遺》則補充了其藥性爲：「屬土，而有金與水、火，補陽氣，生者能消腫硬。《經》曰：虛之所在，邪必凑之而不去。其病爲實，非腫硬之謂乎？故補其氣則留滯，自不容不行」。

第四，發掘功能。《衍義》中有許多藥只言辨藥物産地或藥形、色味，而未言功能，而《補遺》對其做了大量增補。如决明子，《衍義》云：「苗高四五尺，春亦爲蔬，秋深結角，其子生角中，如羊腎。今湖南北人家圃所種甚多，或在村野成段種。《蜀本圖經》言：葉似苜蓿而闊大。甚爲尤當。」僅言藥形、産地。而《補遺》則論述云：「能解蛇毒。貼腦止鼻洪，作枕勝黑豆，治頭痛，明目也。」

第五，拓寬主治。丹溪重視用藥實踐，并廣引其他醫學文獻，努力拓寬《衍義》中的藥物主治範圍。如訶子，《衍義》謂：「氣虛人亦宜緩緩煨熟，少服。此物雖澀腸而又泄氣，蓋其味苦澀。」《補遺》論述爲：「此物雖澀腸，又泄氣，蓋其味苦澀。又其子未熟時風飄墮者，謂之隨風子，尤珍貴，小者益佳。治痰嗽，咽喉不利，含三數枚，殊勝。又云：治肺氣因火傷極，遂鬱遏脹滿，蓋其味酸苦，有收斂降火之功也。」

第六，糾正舛誤。《補遺》還對《衍義》一些舛誤進行了糾正，提出獨到的見解。如肉蓯蓉，《本草圖經》稱其「皮如松子有鱗」，《衍義》沿襲其誤，認爲「於義爲允」。丹溪見過其真形，謂：「何曾有所謂鱗甲者？」又云：「《衍義》以柚爲橘，有無窮之患」，飴「屬土，成於火，大發濕中之熱。《衍義》云『動脾風』，是言其末而遺其本也」。

第七，重視炮製。炮製的目的除適應臨床需求外，還能消除或减低藥物的毒性，保證用藥安全和有效。丹溪在這方面比較重視，在《補遺》中常根據自己的臨床經驗，提出一些毒性藥物的炮製方法，如附子「每以童便煮而浸之，以殺其毒，且可助下行之力，入鹽尤捷」。

第八，强調禁忌。丹溪針對《衍義》在用藥禁忌方面缺略的情况，特别强調藥物使用的注意事項，如漿水「宜作粥，薄暮啜之，解煩去睡，調理臟腑。婦人懷妊，不可食之」，人參「與藜蘆相反，若服一兩參，入蘆一錢，其一兩參虚費矣，戒之！」葶藶「屬火屬木，性急，善逐水，病人稍涉虚者，宜遠之。且殺人甚捷，何必久服而後致虚也」。

李時珍評論《補遺》說：「此書蓋因寇氏《衍義》之義而推衍之，近二百種，多所發明。但蘭草之爲蘭花，胡粉之爲錫粉，未免泥於舊說。而以諸藥分屬五行，失之牽强耳」（《本草綱目》），指出該書在藥物辨識方面尚存在不足之處。此外，由於丹溪對藥物的陰陽五行屬性没有進行理論上的闡述，因此在臨床也就缺乏實用價值。應該肯定的是，《補遺》文字萬餘，内容簡短，但却是丹溪依據自己的理學知識和臨床實踐所得的經驗，爲後世研究本草提供了重要借鑒。

三、校勘版本説明

《丹溪心法附餘》凡例云：「丹溪《本草衍義補遺》雖另成一書，然陝版、蜀版、閩版《丹溪心法》咸載之。程用光重訂《丹溪心法》，而徽版乃削去之，反不爲美。今仍取載書首，使人獲見丹溪用藥之旨也。」從筆者調查的版本情況來看，本書現存最早的版本見於明代楊珣所輯《丹溪心法類集》，明正德三年（一五〇八）盧翊重刻，即《丹溪心法》陝版重刻本，流傳最廣而版本衆多的是明代方廣所輯的《丹溪心法附餘》本。

此次校勘采用明楊珣所輯《丹溪心法類集》明正德三年盧翊刻本（現藏國家圖書館）爲底本。由於《補遺》未有單行本，故以流傳最廣而版本衆多的《丹溪心法附餘》諸本爲校本。本稿選以明嘉靖十五年丙申姚文清刻本（簡稱姚文清本）、隆慶六年壬申（一五七二）施篤臣刻本（簡稱隆慶本）、明萬曆二十八年庚子（一六〇〇）沈九疇本（簡稱萬曆本）、明崇禎八年乙亥（一六三五）彭堣刻本（簡稱崇禎本）爲主校本，以明嘉靖大葉堂刻本（簡稱大葉堂本）、一九一二年上海文瑞樓石印本（簡稱文瑞樓本）爲參校本，并與《本草衍義》（清光緒三年陸心源刻本）、《本草綱目》（清光緒十一年味古齋刻本）等進行他校。

目録

石鍾乳

爲慓悍之劑。《經》曰石鍾乳之氣悍，仁哉言也！天生斯民不厭藥，則氣之偏可用於暫而不可久。夫石藥又偏之甚者也。自唐時太平日久，膏粱之家，惑於方士服食致長生之説，以石藥體厚氣厚，習以成俗，迨至宋及今，猶未已也。斯民何辜，受此氣悍之禍，而莫知能救？哀哉！《本草》讚服有延年之功，而柳子厚又從而述美之，予不得不深言也。

唐本注云：不可輕服，多發渴、淋。

硝

屬陽金，而有水與火、土，善消化驅逐，而《經》言無毒，化七十二種石，不毒而能之乎？以之治病，以致其用，病退則已。若玄明粉者，以火煅而成，當性温，曰長服、多服、久服，且輕身固胎，駐顔益壽，大能補益，豈理也哉？予觀見一二朋友，不信予言而亡，故書此爲戒云。《仙經》以朴硝製伏爲玄明粉，硝是太陰之精華，水之子也，陰中有陽之藥也。

白滑石

屬金，而有土與水，無甘草以和之勿用。燥濕，分水道，實大腑，化食毒，行積滯，逐凝血，解燥渴，補脾胃，降心〔一〕火之要藥也。凡使有多般，勿誤使，有黄滑石、緑滑石、烏滑石、冷滑石，皆不入藥。又青黑色者勿用，殺人。惟白滑石似方解石，色白，於石上畫有白膩文者佳。

〔一〕「心」：姚文清本作「妄」。

鉛丹

屬金，而有土與水、火。丹出於鉛，而曰無毒，又曰凉，予觀竊有疑焉。曾見中年一婦人，因多子，於月内服鉛丹二兩，四肢冰冷强直，食不入口。時正仲冬，急服理中湯加附子，數十〔一〕帖而安，謂之凉而無毒，可乎？鉛丹，本謂之黄丹，化鉛而成，别有法。唐本注：炒錫作。然《經》稱鉛丹，則炒錫之説誤矣。亦不爲難辨，蓋錫則色黯暗，鉛則明白，以此爲異爾。

漿水

味甘酸而性凉，善走，化滯物，解消煩渴。宜作粥，薄暮啜之，解煩去睡，調理臟腑。婦人懷妊，不可食之，《食譜》所忌也。

〔一〕「十」：姚文清本無。

自然銅

世以爲接骨之藥，然此等方盡多。大抵骨折〔一〕，在補氣、補血、補胃，俗工惟在速效以罔利，迎合病人之意。而銅非煅不可用，若新出火者，其火毒、金毒相扇，挾香熱藥毒〔二〕，雖有接骨之功，燥散之禍甚於刀劍，戒之！石髓鉛，即自然銅也。凡使勿用方金牙，其方金牙真似石髓鉛，若誤餌，吐煞人。

二术

《本草》不分蒼、白，議論甚多，《四家〔三〕本草》言之詳矣。如古方平胃散，蒼术

〔一〕「骨折」：原脱，據姚文清本補。
〔二〕「藥毒」：崇禎本、文瑞樓本作「毒藥」。
〔三〕「家」：據「人參」條引蕭炳語，疑當作「聲」。《四聲本草》，唐代蕭炳撰，原書已佚。

爲最要之藥，《衍義》爲氣味辛烈，發汗尤速。其白朮味亦微辛苦而不烈，除濕之功爲勝。又有汗則止，無汗則發，與黄芪同功，味亦有辛，能消虛痰。

蓀〔一〕

無劍脊，如韭葉者是。菖蒲有脊，一如劍刃，而絶無韭葉之細，未知孰是。

山藥

屬土，而有金與水、火，補陽氣，生者能消腫硬。《經》曰：虛之所在，邪必凑之而不去。其病爲實，非腫硬之謂乎？故補其〔二〕氣則留滯，自不容不行。山藥，即薯

〔一〕「蓀」：《本草衍義》作「蘭蓀」。

〔二〕「其」：姚文清本作「血」。

蕷也。《本草》不言山藥，言薯蕷者，蓋上一字犯英廟諱，下一字曰蕷，唐代宗名豫〔一〕，故改下一字爲藥，如此則盡失當日之本名。恐以山藥爲別物，故書之。又乾之意者，蓋生濕則滑，不可入藥；熟則只堪啖，亦滯氣也。

菊花

屬金，而有土與水、火，能補陰，須味甘者。若山野苦者勿用，大傷胃氣。一種青莖而大，作蒿艾，氣味苦不堪，實〔二〕者名苦薏。丹溪所言苦者勿用，語曰「苦如意」是也。惟單葉、花小而黄，味甘，應候開者佳，《月令》「菊有黄花者」也。

〔一〕「豫」：原作「預」。唐代宗名李豫。《本草衍義》作「豫」。

〔二〕「實」：姚文清本作「啖」。

甘草

味甘，大緩諸火。黄中通理，厚德載物之君子也。下焦藥少用，恐太緩不能自達。此草能爲衆藥之王，經方少不用者，故號國老之名。國老，即帝師之稱也，爲君所宗，是以能安和草石，解百藥毒。

人參

入手太陰，而能補陰火，與藜蘆相反，若服一兩參，入蘆一錢，其一兩參虚費矣，戒之！《海藥》云：用時須去蘆頭，不去令人吐。蕭炳云：人參和細辛密封，經年不壞。

薏苡仁

寒則筋急，熱則筋縮。急因於堅强，縮因於短促。若受濕則弛，弛因於寬而長。然寒與濕，未嘗不挾熱，三者皆因於濕熱，外濕非内濕有以啓之，不能成病。故濕之病因，酒麵爲多，而魚與肉繼以成之者，甘滑、陳久、燒炙、辛香、乾硬，皆致濕之因，宜戒哉！丹溪先生詳矣。又若《素問》言因寒則筋急，不可更用此也。凡用之，須倍於他藥，此物力勢和緩，須倍用即見效。蓋受寒使人筋急，受熱使人筋攣，若但熱而不曾受，又亦能使人筋緩，受濕則又引長無力也。

菟絲子

未嘗與茯苓相共，種類分明，不相干涉。女蘿附松而生，遂成訛而言也。《本草》云：續絶傷，補不足，强陰堅骨，主莖中寒，精自出，溺有餘瀝，鬼交泄精。

肉蓯蓉

屬土，而有水與火，峻補精血，驟用反致動大便滑。河西自從混一之後，人方知其真形，何曾有所謂麟甲者？以酒洗净，去黑汁，作羹。黑汁既去，氣味皆盡。然嫩者方可作羹，老者苦。入藥，少則不效。

防風、黄芪

人之口通乎地，鼻通乎天，口以養陰，鼻以養陽。天主清，故鼻不受有形而受無形爲多；地主濁，故口受有形而兼乎無形。王〔一〕太后病風，不能〔二〕言而脉沉，其事急，若以有形之湯藥，緩不及事，令投以二物，湯氣薰蒸如霧滿室，則口鼻俱受，非

〔一〕「王」：《本草衍義》作「柳」。
〔二〕「能」：原脱，據《本草衍義》補。

智者通神不可回也。

藍〔一〕

屬水而有木，能使散敗血分歸經絡。

决明子

能解蛇毒。貼腦止鼻洪，作枕勝黑豆，治頭痛，明目也。

芎

久服致治暴亡，以其味辛性温也，辛甘發散之過歟？《局方》以沉、麝、檀、腦、

〔一〕「藍」：《本草衍義》作「藍實」，謂其「實與葉兩用」，備考。

丁、桂諸香作湯，較之芎散之禍，孰爲優劣，試思之。若單服既久，則走散真氣，既使他藥佐使，又不可久服，中病便已，則烏能至此也？《春秋》注云：麥麯鞠窮，所以禦濕。詳見「楚子伐蕭」。

五味子

屬水，而有木與金，今謂五味，實所未曉，以其大能收肺氣，宜其有補腎之功。收肺氣非除熱乎？補腎非暖水臟乎？食之多致虛熱，蓋收補之驟也，何惑之有？又云：火熱嗽必用之。《爾雅》云：菋，一名荎藸，又五味，皮肉甘酸，核中苦，都〔一〕有鹹味，此五味具也。

〔一〕「都」：文瑞樓本作「却」。

栝蔞實

屬土而有水，《本草》言治胸痹，以味甘性潤，甘能補肺，潤能降氣。胸有痰者，以肺受過〔一〕，失降下之令，今得甘緩潤下之助，則痰自降，宜其爲治嗽之要藥也。又云：洗滌胸膈中垢膩，治消渴之細藥也。雷公云：栝蔞，凡使皮、子、莖、根，效各別。其栝并蔞樣全別，若栝自圓，黄皮厚蒂，小苦；其蔞唯形長，赤皮蒂粗，是陰。人服其實，《詩》所謂果蓏之實，正謂此也。根亦名白藥，其莖葉療中熱傷暑，是效。

苦參

屬水〔二〕而有火，能峻補陰氣。或得之而致腰重者，以其氣降而不昇也，非〔三〕傷腎

〔一〕「過」：姚文清本作「逼」。
〔二〕「水」：原作「火」，據萬曆本、大葉堂本改。另，文瑞樓本作「木」。
〔三〕「非」：原作「升」，據萬曆本、大葉堂本改。

之謂。治大風有功，况風熱細疹乎？

鬱金

《本草》：無香，屬火、屬土與水，性輕揚，能散達酒氣於高遠也。正如龍涎無香，能散達諸香之氣耳。因輕揚之性，古人用以活〔一〕鬱遏不能散〔二〕者，恐命名因於此始。《周禮·人》〔三〕：凡祭祀之祼，用鬱鬯。又《説文》曰：芳草也，合釀之以降神。

肉豆蔻

屬金，屬土，温中補脾，爲丸。《日華子》稱其下氣，以其脾得補而善運化，氣

〔一〕「活」：疑當作「治」。
〔二〕「散」：原脱，據姚文清本補。
〔三〕「人」：文瑞樓本作「云」。《周禮》作「鬱人」。

自下也，非若陳皮、香附之駃泄。《衍義》不詳其實，謾亦因之，遂以爲不可多服。云多服則泄氣，得中則和平其氣。

大黄

屬水屬火，苦寒而善泄，仲景用之以心氣不足而吐衄者，名曰瀉心湯。正是因少陰經不足，本經之陽亢甚無輔着，以致陰血妄行飛越，故用大黄泄去亢甚之火，使之平和，則血歸經而自安。夫心之陰氣不足，非一日矣。肺與肝俱各受火而病作，故芩救肺，連救肝。故肺者陰之主，肝者心之母，血之舍〔一〕也。肝肺之火既退，宜其陰血復其舊。《衍義》不明説，而曰邪熱因不足而客之，何以明仲景之意，開後人之盲瞶也！

〔一〕「舍」：原作「含」，據大葉堂本、文瑞樓本改。

葶藶

屬火屬木，性急，善逐水，病人稍涉虚者，宜遠之。且殺人甚捷，何必久服而後致虚也。葶藶有甜、苦兩等，其形則一。《經》既言味辛苦，即甜者不[一]復更入藥也。大概治體皆以行水走泄爲用，故不可久服。

附子

《衍義》論五等同一物，以形象命名而爲用至哉，斯言猶有未善[二]。仲景八味丸，附子爲少陰之向導，其補自是地黄，後世因以附子爲補，誤矣！附子走而不守，取健

〔一〕「不」：原作「於」，據姚文清本改。
〔二〕「善」：原作「營」，據姚文清本改。

悍走下之性，以行地黄之滯，可致遠。亦若烏頭、天雄，皆氣壯形博〔一〕，可爲下部藥之佐，無人表其害人之禍，相習用爲治風之藥，殺人多矣。治寒、治風有必用者，予每以童便煮而浸之，以殺其毒，且可助下行之力，入鹽尤捷。又墮胎爲百藥之長，慎之。

半夏

屬金屬土，仲景用於小柴胡湯，取其補陽明也，豈非燥脾土之功？半夏，今人惟知去痰，不言益脾，蓋能分水故也。又諸血證禁服，仲景傷寒渴者去之，半夏燥津液故也。又，妊婦薑炒用之。

〔一〕「博」：姚文清本作「偉」。

常山

屬金而有火與水，性暴悍，善驅逐，能傷其真氣，切不可偃〔一〕過〔二〕者也。病人稍近虛怯，勿可用也。惟雷公云〔三〕老人與久病切忌之，而不明言其害。《外臺秘要》乃用三兩作一服，煎，頓服，以治瘧。予恐世人因《秘要》之言，而不知雷公之意云。常山，蜀漆根也。

羊蹄草

屬水，走血分，葉似蕒，甘而不苦，多食亦令人大腑泄滑，亦取爲菜。羊蹄，

〔一〕「偃」：疑當作「服」。
〔二〕「過」：隆慶本、萬曆本其下有「多」字。
〔三〕「云」：原脱，據姚文清本補。

《經》不言根，《圖經》加根字。今人生採根，醋摩涂癬疥，立效。俗呼爲秃菜。又《詩》云：言採其蓄。正謂此草。

苧

屬水而有土與金，大能補金〔一〕而行滯血，方藥似未曾用，故表而出之。或惡其賤。其根善能安胎。又汁療渴，甚驗。

牽牛

屬火，善走，有兩種，黑者屬水，白者屬金，若非病形與證俱實者，勿用也。稍

〔一〕「大能補金」：姚文清本作「大補肺金」。

涉虚，以〔一〕其驅逐之致虚，先哲深戒之。不脹滿，不大便秘者，勿用。

萆麻

屬陰，能出有形質之滯物，故取胎産胞衣，剩骨膠〔二〕血者用之。其葉治脚風腫。又油涂葉，炙熱熨顖上，止鼻衄，效。

荔子肉

屬陽，主散無形質之滯氣，故消瘤贅赤腫者用之。苟不明者，則錯用之而不應。

〔一〕「以」：原作「似」，據姚文清本改。

〔二〕「膠」：《本草衍義》作「膿」。

燈心

屬土，火燒爲灰，取少許吹喉中，治急喉痹甚捷。小兒夜啼，亦用燈心燒灰，涂乳上與吃。

威靈仙

屬木，治痛之要藥。量病稍涉虚者，禁用。採得流水聲響者，知其性好走也；採不聞水聲者，佳。痛風在上者服之，此藥去衆風，通十二經脈，朝服暮效。《衍義》治腸風。根性快，多服疏人五臟真氣。

五倍子

屬金與水，噙口中，善收頑痰有功，且解諸熱毒。口瘡，以末摻之，便可飲食。

即文蛤也。其内多蟲，又名百蟲倉。

金櫻子

屬土而有金與水。經絡隧道，以通暢爲和平，昧者取澀性爲快，遂熬爲煎，食之自不作靖，咎將孰執？沈存中云：止遺泄取其温且澀，須十月熟時採，不爾，復〔一〕令人利。

萱草

屬木，性下走陰分。一名宜男，寧無微意存焉？俗謂之鹿葱。又嵇康《養生論》云：合歡蠲忿，萱草忘憂。

〔一〕「復」：文瑞樓本作「便」。

茯苓

得松之餘氣而成，屬金。仲景利小便多用之，此暴新病之要藥也。若陰虚者恐未爲相宜。其「上有菟絲，下有茯苓」之説，甚爲輕信。又，宋王微《茯苓贊》：「皓苓下居，彤紛上薈，中狀鷄鳬，具容龜蔡。神侔少司，保延幼艾，終志不移，柔紅可佩。」

琥珀

屬陽金，古方用爲利小便以燥脾土，有功。脾能潤化，肺氣〔一〕下降，故小便可通。若血少不利者，反致其燥急之苦。茯苓、琥珀二物，皆自松出，而所禀各異，茯

〔一〕「氣」：原脱，據姚文清本補。

苓生成於陰者也，琥珀生於陽而成於陰，故皆治榮而安心利水也云。

松

屬陽金，用其節炒焦，治筋骨間病，能燥血中之濕也。花多食，能發上焦熱病。其花上黄粉名松黄，拂取似蒲黄，酒服，輕身療病。又樹皮緑衣，名艾蒳，合和諸香燒之，其煙團聚，青白可愛。

柏

屬陰與金，性善守，故採其葉，隨月建方，以取得月令之氣也。此補陰之要藥，其性多燥，久得之大益脾土，以澀其肺。其柏子仁出乾州者，佳。

虛能補，此大法也。仲景救表用桂枝，非表有虛，以桂補之。衛〔一〕有風邪，故病自汗，以桂枝發其邪，衛和則表密，汗自止，非桂枝能收汗而用之。今《衍義》乃謂仲景治表虛，誤矣！《本草》止言出汗，正《内經》辛甘發散之義，後人用桂止汗，失《經》旨矣。曰官桂者，桂多品，取其品之高者，可以充用〔二〕而名之，貴之之辭也。曰桂心者，皮之肉厚，去其粗厚而無味者，止留近其木一層而味辛甘者，故名之曰心，美之之辭也。何必置〔三〕疑著此？桂固知二種之桂，不取菌桂、牡桂者，蓋此二種性止温而已，不可以治風寒之病。獨有一字桂，《經》言甘辛〔四〕大熱，正合《素問》

〔一〕「衛」：原作「微」，據姚文清本改。下句同。

〔二〕「用」：原作「犯」，據姚文清本改。

〔三〕「置」：原作「寡」，據姚文清本改。

〔四〕「甘辛」：崇禎本作「辛甘」。

辛甘發散爲陽之説。又《别説》云：以菌桂養精神，以牡桂利關節。又有一種柳桂，乃桂之嫩小嫩條也，尤宜入治上焦藥用也。

楓香

屬金而有水與火，性疏通，故木易有蟲穴。其液名曰白膠香，爲外科家要藥。近世不知，誤以松精〔一〕之清瑩者，甚失《本經》初意也。楓樹上菌，食之令人笑不止，以地漿解之。

竹瀝

《本草》大寒，泛觀其意，以與石膏、芩、連等同類，而諸方治産後、胎前諸病，

〔一〕「精」：姚文清本作「脂」。

及金瘡口噤與血虚自汗、消渴尿多，皆陰虚之病，無不用，縮手待盡，哀哉！《内經》曰：陰虚發熱。大〔一〕寒而能補，正與病對。薯蕷寒而能補，世或用之。惟竹瀝因大寒置疑，是猶因盜嫂受金而棄陳平之國士也。竹瀝味甘性緩，能除陰虚之有大熱者。大寒者，言其功也，非以氣言，幸相與可否？若曰不然，世人吃筍，自幼至老者，可無一人因筍寒而病？瀝，則筍之液也，况假於火而成者，何寒如此之甚？

合歡

屬土而有水與金，補陰之有捷功也。長肌肉，續筋骨，概可見矣。而外科家未曾録用，何也？又名夜合，人家多植庭除間，蠲人之忿。

〔一〕「大」：原作「失」，據姚文清本改。

凌霄花

治血中痛之要藥也，且補陰捷甚，蓋有守而獨行。婦人方中多用，何哉？云：紫葳即凌霄花也，善治酒齇熱毒，甚良。

龍腦

屬火。世知其寒而通利〔一〕，然未達其暖而輕浮飛揚。《局方》但喜其香而貴細，動輒與麝同用，爲桂、附之助。人身陽易於動，陰易於虧，幸思之。

〔一〕「利」：原作「義」，據姚文清本改。

墨

屬金而有火，入藥甚助補性。墨當松煙爲之者入藥，能止血及産後血暈、崩中、卒下血，醋磨服之。又主眯[一]目，物芒入目，摩點瞳子。又鄜延界内有石油，燃之煙甚濃，其煤可爲墨，墨光如漆，松煙不及，其識文曰「延川石液」者是，不可入藥，當附於此。

秦椒

屬火而有水與金，有下達之能。所以其子名椒目者，正[二]行滲，不行穀道。世人

〔一〕「眯」：姚文清本作「眯」。
〔二〕「正」：《本草綱目》「引朱震亨曰」作「止」。

服椒者，無不被其毒。以其久，久則火自水中起，誰能禦之？能下水腫濕。凡使以蜀椒爲佳。子謂椒目，治盗汗尤功，又能行水。

杉材

屬陽金而有火。用節作湯，洗脚氣腫。言用屑者，似乎相近。又云：削作楂〔一〕，煮以洗漆瘡，無不差。

榧〔二〕實

屬土與金。非火不可，多啖則熱矣。肺家果也，引火入肺，則大腸受傷，識者宜

〔一〕「楂」：原作「柹」，據姚文清本改。
〔二〕「榧」：原作「柤」，據姚文清本改。

詳。其子治寸白蟲。又五痔，人常如果食之愈，過多則滑腸。

訶子

下氣，以其味苦而性急喜降。《經》曰：肺苦急，急食苦以瀉之。謂降而下走也。氣實者宜之，若氣虚者似難輕服。訶子，即訶黎勒也。六路黑色肉厚者，良。此物雖澀腸，又泄氣，蓋其味苦澀。又其子未熟時風飄墮者，謂之隨風子，尤珍貴，小者益佳。治痰嗽，咽喉不利，含三數枚，殊勝。又云：治肺氣因火傷極，遂鬱遏脹滿，蓋其味酸苦，有收斂降火之功也。

胡椒

屬火而有金，性燥，食之快膈。喜食者，大傷脾胃、肺氣，積久而大氣〔一〕則傷。

〔一〕「大氣」：《本草綱目》「引朱震亨曰」作「氣大」。

凡痛〔一〕氣疾，大其禍也。一云：向陰者澄茄，向陽者胡椒也。

椰子

屬土而有水。生海外極熱之地，土人賴此解夏月暍渴，天之物蓋可見矣。多食動氣也。

髮

補陰之功甚捷。此即亂髮也。燒灰研末，調方寸匕，治鼻衄欲死者，立效。更以末吹鼻中，甚驗。

〔一〕「痛」：《本草綱目》「引朱震亨曰」作「病」。

人尿

嘗見一老婦，年逾八十，貌似四十。詢之，有惡病，人教之服人尿。此婦服之四十餘年，且老健無他病。而何謂性寒不宜多服歟？降火最速。人尿須童男者良。又産後即温飲一杯〔一〕，壓下敗血惡物，不致他病也。又熱勞方中亦用之。

犀角

屬陽，性走散，比諸角尤甚。痘瘡後用此散餘毒，俗以爲常。若不有餘毒而血虚者，或以燥熱發者，用之禍至，人故不知。凡用須烏色、未經湯水浸煮入藥，已經浸煮不入藥。用鹿取茸，用犀取尖，其精鋭之力盡在是矣。湯散用則屑之爲末，取屑，

〔一〕「温飲一杯」：原作「温一杯飲」，據姚文清本改。

以紙裹於懷中，良久，合諸色藥物，絶爲易搗。

羚羊角

屬木，入厥陰經爲捷。紫雪方中用之，近理。羚羊角，今昔取有掛痕者。陳藏器云：取其耳[一]聽之，集集鳴者良。亦强出此説，未嘗遍試也。今將他角附耳，皆集集有聲，不如掛痕一説盡矣。然多僞之，不可不察也。

犬

世俗言虚損之病，言陽虚而易治。殊不知人身之虚，悉是陰虚，若果虚損，其死甚易，敏者亦難措手。夫病在可治者，皆陰虚也。《衍義》書此方於犬條下，以爲習

〔一〕「耳」：《本草衍義》其下有「邊」字。

所移之法，惜哉！犬肉不可炙食，恐致消渴。不與蒜同食，必頓損人。

鷄

風之爲病，西北氣寒，爲風故中人者，誠有之矣。東南氣温而地多濕，有風病者，非風也，皆濕生痰，痰生熱，熱生風也。《經》曰：亢則害，承乃制。河間曰：土極似木。數千年得《經》意，河間一人耳。《衍義》云：鷄動風者，習俗所移〔一〕也。鷄屬土，而有金與木、火，性補，故助濕中之火。病邪得之爲有助而病劇，非鷄而已，與夫魚肉之類，皆能助病者也，《衍義》不暇及也。又云：鷄屬巽，助肝火。

鯽魚

諸魚皆屬火，惟鯽魚屬土，故能入陽明而有調胃實腸之功。若得之多者，未嘗不

〔一〕「移」：隆慶本、萬曆本作「疑」。

起火也，戒之！又云：諸魚之性，無德之倫，故能起火。鯽魚合蒓作羹，主胃弱不下食，作鱠主久赤白痢。

白僵蠶

屬火而有土與水〔一〕，得金氣僵而不化。治喉痹者，取其水〔二〕中清化之氣，從以治相火，散濁逆結滯之痰耳。僵蠶，然蠶〔三〕有兩三番，惟頭番蠶，白色而條直者爲佳。其蠶蛾則第二番者，以其敏於生育。四月取自死者，勿令中濕，中濕〔四〕有毒，不可用。

〔一〕「水」，其下原有「與木」二字，據姚文清本删。

〔二〕「水」：姚文清本作「火」。

〔三〕「然蠶」：萬曆本無。

〔四〕「中濕」：原作「濕中」，據姚文清本改。

蝦蟆

屬土與水，味甘性寒，南人多食之。《本草》明言可食，不患熱病，由是病人喜食之矣。《本草》之義，蓋是或炙或乾，或燒成灰，和在藥劑用之，非若世人煮爲羹，入鹽抹〔一〕而啜其湯。此物濕化，火能發濕，久則濕以化熱，此土氣原自然有火也。《衍義》謂「解勞熱」之謂也，非羹之謂也，戒之！凡用，五月五日取東行者良。又，取眉間有白汁，謂之蟾酥。以油單裹眉，裂之，酥出單上，收之入藥。又，人患齒縫中血出，以紙紝子蘸乾蟾酥少許，於血出處按之，立止。

蚯蚓

屬土而有水與木，性寒，大解諸熱毒，行濕病。凡使白頸自死者，良，然亦應候

〔一〕「抹」：隆慶本、萬曆本作「醬」。

而鳴。此物有毒，人被其毒，以鹽水浸咬處，又以鹽湯飲之，立差。若治腎臟風下產〔一〕病，不可闕也，仍須鹽湯送。王荆公所謂「稿〔二〕壤大牢俱有味，可能蚯蚓獨清廉」者也。

馬〔三〕刀

與蛤、蚌、螂、蜆大同小異，屬金而有水與土。《衍義》言其冷而不言其濕。多食發疾，以其濕中有火，久則氣上昇而不降，因生疾，多熱則生〔四〕風矣。何冷之有？

〔一〕「產」：《本草衍義》作「疰」。

〔二〕「稿」：原作「寡」，據《本草衍義》及宋王安石《舒州被召試不赴偶書》改。

〔三〕「馬」：原作「烏」，據隆慶本、萬曆本改。

〔四〕「疾，多熱則生」：姚文清本作「痰，痰生熱，熱生」。

葡萄

屬土而有水與木、火，東南食之多病熱，西北食之無恙。蓋性能下走滲道，西北氣厚，人之禀厚耳！俗呼其苗爲木通，逐水利小腸爲佳。昔魏文帝詔群臣説葡萄云：醉酒宿酲，掩露而食。甘而不飴，酸而不酢，冷而不寒，味長汁多，除煩解悁〔一〕。他方之果，寧有匹之？

杏仁

屬土而有水與火，能墜，亦須細研用之。其性熱，因寒者可用。其實不可多食，能傷筋骨。

〔一〕「悁」：隆慶本、萬曆本作「渴」。

棗

屬土而有火，味甘性緩。《經》曰：甘先入脾。《衍義》乃言益脾。脾，土也。《經》言補脾，未嘗用甘。今得此味多者，惟脾受病，習俗移入，《衍義》亦或不免。小兒患秋痢與蟲，食之良。

櫻桃

屬火而有土，性大熱而發濕。《本草》調中益脾，《日華子》言令人吐，《衍義》發明其熱，能致小兒之病。舊有熱病與嗽喘，得之立病，且有死者矣。司馬相如賦云「山朱櫻」，即櫻桃也。又《禮記》謂之含桃，可薦宗廟。又王維詩云：才是寢園春薦後，非干〔一〕御苑鳥銜殘。

〔一〕「干」：文瑞樓本作「關」。

橘柚

屬木而有土與水，《本草》於條下叙功用至五十餘字，皆言橘皮之能，非橘柚之謂也。橘柚并言穰有漿者而名，橘〔一〕之大者曰柚，則厚於橘。《衍義》以柚爲橘，有無窮之患，何至是之甚耶？其橘核炒，去殼，爲末，酒調服，治腎疰腰痛，膀胱氣痛，甚良。

柿

屬金而有土，爲陰，有收之義焉。止血，治嗽，亦可爲助。此物能除腹中宿血。又，乾餅治小兒痢，尤佳。

〔一〕「橘」：原脱，據姚文清本補。

石蜜

甘喜入脾，其多之害，必生於脾，而西北人得之有益，東南人得之未有不病者，亦氣之厚薄不同耳。雖然東南地下多濕，宜乎其得之[一]爲害也；西北地高多燥，宜乎其得之爲益也。石蜜，今謂之乳糖也，川、浙最佳。用牛乳汁、砂糖相和煎之，并作餅堅重。[二]

糖

多食[三]能生胃之火，此損齒之因也。非土制水，乃濕土生火熱也。食棗多者，齒

〔一〕「得之」：原脱，據姚文清本補。

〔二〕「并作餅堅重」：姚文清本其下有「《本草》云：石蜜除衆病，和百藥」十一字。

〔三〕「食」：原脱，據姚文清本補。

病齲，亦此意也。

烏芋

即《經》中鳧茨，以其鳧喜食之。茨草之别名，故俗爲之荸臍，語訛耳。有二等，皮厚、色黑、肉硬白者，謂猪荸臍；皮薄、澤色淡紫、肉軟者，謂羊荸臍。并下石淋，效。

胡桃

屬土而有火，性熱。《本草》言甘平，是無熱也。下文云能脱人眉，動風，非熱何傷肺乎？《衍義》曰：過夏至不堪食。又其肉煮漿粥，下石淋，良。

茄

屬土，故甘而喜降火腑者也。大腸〔一〕易動〔二〕者忌食之。折者燒灰，治乳。《本草》言味甘寒，久冷人不可多食，損人動氣，發瘡及痼疾。又根煮湯，洗脚瘡，甚效。折蒂燒灰以治口瘡，皆甘以緩火之急。

石榴

味酸，病人須戒之。性滯，其汁戀膈〔三〕成痰。榴者，留也，多食損肺。其酸皮止

〔一〕「大腸」：原脱，據《本草綱目》「引朱震亨曰」補。

〔二〕「動」：原作「種」，據《本草綱目》「引朱震亨曰」改。

〔三〕「膈」：原作「而」，據姚文清本改。

下痢，其東行根治蛔蟲、寸白。又其花白〔一〕葉者，主心熱吐血及衄血等，乾之爲末，吹鼻中，立差。

梨

味甘，渴〔二〕者宜之。梨者，利也，流利下行之謂也。《食療》謂産婦金瘡人忌〔三〕之，血虚戒之。《衍義》謂多食動脾，惟病酒煩渴人食之，佳。

橄欖

味澀而生甘，醉飽宜之。然其性熱，多食能致上壅，解魚毒。《日華子》云：開

〔一〕「白」：《本草綱目》「引朱震亨曰」其下有「千」字。
〔二〕「渴」：姚文清本作「濁」。
〔三〕「忌」：原作「思」，據《食療本草》改。

胃，下氣，止瀉。

冬瓜

性走而急，久病與陰虚者忌之。《衍義》取其分敗熱毒氣，有取於走而性急也。九月勿食。俟被霜食之，不爾，令人成反胃病。又差五淋。

苦丁香

性急，損胃氣。吐藥不爲不多，胃弱者勿用[一]。設有當吐之證，以他藥代之可也。病後，産後，宜深戒之。仲景有云：諸亡血、諸虚家，不可與瓜蒂。花，主心痛咳逆。

［一］「用」：原脱，據姚文清本補。

莧

《本草》分六種，而馬齒在其數。馬齒自是一種，餘莧皆人所種者。下血，而又入血分，且善走。紅莧與馬齒同服，下胎妙。臨産時煮食，易産。《本草》云：利大小便，然性寒滑故也。又，其節葉間有水銀。

萊菔根

屬土而有金與水。《本草》言：下氣速。往往見煮食之多者，停滯膈成溢飲病，以其甘多而辛少也。其子推墻倒壁之功。俗呼爲蘿蔔，亦治肺痿吐血。又，其子水研服，吐風痰甚驗。《衍義》曰：散氣用生薑，下氣用萊菔。

韭

研取其汁，冷飲細呷之，可下膈中瘀血，甚效。以其屬金而有水與土，且性急。韭能充肝[一]氣，又多食則昏神。其子止精滑，甚良。又未出糞土爲韭黄，最不宜人，食之滯氣，蓋含噎鬱未昇之氣，故如是。孔子曰：不時不食，正謂此也。又，花食之動風，戒之。

香薷

屬金與水，而有徹上徹下之功，治水甚捷。肺得之，則清化行而熱自下。又云：大葉香薷治傷暑，利小便。濃煎汁成膏，爲丸服之，治水脹病，效。《本草》言：治

〔一〕「肝」：原作「汗」，據姚文清本改。

霍亂不可缺也。

大蒜

性熱，喜散，善化肉，故人喜食。屬火，多用於暑月。其傷脾傷氣之禍，積久自見，化肉之功不足言也。有志養生者，宜自知之。久食傷肝氣，損目，令人面無顔色。

香油

須炒芝麻，乃可取之。人食之美，且不致病。若又煎煉食之，與火無異，戒之！

飴

屬土，成於火，大發濕中之熱。《衍義》云「動脾風」，是言其末而遺其本也。此即飴糖，乃云膠飴，乃是濕糖，用米麥而爲，即餳也。

大麥

初熟，人多炒而食之，此等有火，人[一]生熱病，人故不知。大麥水浸之，生芽爲蘖，化宿食，破冷氣，去心腹脹滿。又云：蘖微暖，久食消腎，不可多食，戒之！

粟

屬水與土，陳者難化。《衍義》云：生者難化，熟者滯氣，隔食生蟲。所謂補腎者，以其味鹹之故也。

〔一〕「人」：姚文清本作「能」。

酒

《本草》止言其熱而有毒，不言其濕中發熱，近於相火，大醉後，振寒戰栗者可見矣。又云：酒性善昇，氣必隨之，痰鬱於上，溺澀於下，肺受賊邪，金體大燥，恐飲寒凉，其熱内鬱，肺氣得熱，必大傷耗。其始也病淺〔一〕，或嘔吐，或自汗，或疼癢，或鼻齄，或自泄，或心脾痛，尚可散而出也；病深，或消渴，爲内疽，爲肺痿，爲内痔，爲鼓脹，爲失明，爲哮喘，爲勞嗽，爲癲癇，爲難名之病。倘非具眼，未易處治，可不謹乎？陶云：大寒凝海，惟酒不冰，大熱明矣。方藥所用，行藥勢故也。

醋酸漿

世以之調和，儘可適口，若魚肉。其致病以漸，人故不知。酸收也，人能遠之。

〔一〕「淺」：原作「殘」，據姚文清本改。

醋亦謂之醯，俗呼爲苦酒，即米醋也。可入藥，能消癰腫，散水氣。

麵

麵熱而麩凉，饑年用以代穀。須曬麥令燥，以少水潤之，舂去皮，煮以爲飯食之，無麵熱之後患。治暴淋，煎小麥湯飲之。

漆

屬金而有水與火，性急，能飛補，用爲去積滯之藥。若有□〔一〕之中病，積去後補性内行，人不知也。生漆，去長蟲。又，漆葉見《華佗傳》。同青粘〔二〕服之，去三屍

〔一〕□，疑當作「服」。
〔二〕「青粘」：《本草綱目》謂：「即黄精之正葉者也。」

蟲，利五臟，輕身益氣，使人頭不白。彭城樊阿從〔一〕之，年五百餘歲。

桑寄生

藥之要品也。自《圖經》以下失之，而醫人不諳其的，惜哉！以於近海州邑及海外，其地暖，其地不蠶，由是桑木得氣厚，生意濃而無采捋之苦。但葉上自然生出，且所生處皆是光燥皮膚之上，何曾有所爲節間可容化樹子也？此説得之於海南北道憲僉老的公〔二〕云。《衍義》云：以難得真者，若得真桑寄生，下咽必驗如神。向承乏〔三〕吴山，有求藥於諸邑，乃遍令人搜摘，卒不得，遂以實告，甚不樂。蓋不敢以僞藥罔人。鄰邑有人僞以他木寄生送之，服之逾月而死，哀哉！

〔一〕「從」：隆慶本、萬曆本作「服」。

〔二〕「老的公」：據《格致餘論·痎瘧論》，疑當作「詹公」。

〔三〕「乏」：原作「之」，據《本草衍義》、萬曆本改。

丁香

屬火而有金，補瀉能走。口居上，地氣出焉。肺行清令，與脾氣相火和，惟有潤而甘苦自適。焉有所謂口氣病者，令口氣有而已自嫌之？以其脾有鬱火，溢入肺中，失其清和甘美之意，而濁氣上干〔一〕，此口氣病也。以丁香含之，揚湯止沸耳，惟香薷治之甚捷，故録之。如釘，長三四分，紫色，中有粗大如山茱萸者，俗呼爲母丁香，可入心腹之藥爾。以舊本丁香根注中有「不入心腹之用」六字，恐其根必是有毒，故云不入心腹也。

柏皮

屬金而有水與火，走手〔二〕厥陰，而有瀉火爲補陰之功。配細辛治口瘡，有奇功。

〔一〕「干」：原作「下」，據姚文清本補。
〔二〕「手」：原作「乎」，據姚文清本改。

厚朴

屬土而有火，氣藥之温而能散，瀉胃中之實也。而平胃散用之，佐以蒼术，正爲瀉上焦之濕，平胃土不使之大過，而復其平，以致於和而已，非謂温補脾胃。習以成俗，皆爲之補，哀哉！人云：厚朴能治腹脹，因其味辛，以提其氣。

桔梗

能開提氣血，氣藥中宜用之。桔梗能載諸藥不能下沉，爲舟楫之劑耳。

乾薑

散肺氣，與五味子同用治嗽，見火則止而不移。治血虚發熱，該與補陰藥同用。

入肺中利肺氣，入腎中燥下濕，入氣分引血藥入血也。《象》〔一〕云：治沉寒痼冷，腎中無陽，脈氣欲絶，黑附子爲引用。又云：發散寒邪，如多用則耗散元氣，辛以散之。是壯火食氣故也。見火候稍苦〔二〕故止而不移，所以能治裏寒，非若附子行而不止也。凡止血須炒令黑用之。生尤良，主胸滿，温脾燥胃，取以理中，其實主氣而泄脾。又，人言乾薑補脾，今言泄脾而不言補者，何也？東垣謂：泄之一字，非泄脾之正氣，是泄脾中寒濕之邪，故以薑辛熱之劑燥之，故曰泄脾也。

縮砂

安胎止痛，行氣故也。《日華子》云：治一切氣、霍亂、心腹痛。又云：止休息痢。其名縮砂蜜也。

〔一〕「《象》」：即李東垣《藥類法象》。
〔二〕「稍苦」：姚文清本、萬曆本無。

香附子

必用童便浸。凡血氣藥必用之，引至氣分而生血，此陽生陰長之義也。即莎草根也。一名雀頭香，大能下氣，除胸腹中熱。又云：長鬚眉。

麥蘖

行上焦之滯血，腹中鳴者用之。化宿食，破冷氣，良。〔一〕

神麯

性温入胃，麸皮麵性涼入大腸，俱消食積。紅麯活血消食。健脾暖胃。赤白痢，

〔一〕「破冷氣，良」：姚文清本其下有「并見前大麥條」六字。

下水穀，陳久者良。

紅藍花

破留血，養血。多用則破血，少用則養血。《本草》云：産後血暈口噤，腹内惡血，胎死腹中，并酒煮服。又，其子吞數顆，主天行瘡子不出。又，其胭脂，治小兒聤耳，滴耳中，妙。

蒼术

治上中下濕疾，皆可用之。一名山精，《經》曰：必欲長生，可服山精。結陰陽之精氣故也。

白芍藥

酒浸，炒，與白术同用則能補脾，與川芎則瀉〔一〕肝，與人參、白术同用則補氣。治腹中痛而下痢者，必炒，後重不炒。又云：白芍惟治血虚腹痛，諸腹痛皆不可治。芍藥，白補，赤瀉。又云：赤者利小便下氣，白者止痛散血。又云〔二〕：血虚寒人，禁此一物。古人有言曰：減芍藥以避中寒，誠不可忽。

木香

行肝經氣，火煨用可實大腸。木香專泄胸腹間滯寒〔三〕冷氣，多〔四〕則次〔五〕之，其崑

〔一〕「瀉」：原作「補」，據姚文清本改。
〔二〕「云」：原作「然」，據姚文清本改。
〔三〕「寒」：《本草衍義》作「塞」。
〔四〕「多」：《本草衍義》作「他」。
〔五〕「次」：隆慶本、萬曆本作「用」。

崙[一]青木香尤行氣。又，土青木香不入藥。

梔子

屈曲下行降火，又能治塊[二]中之火。《本草》云：去熱毒風，利五淋，通小便。又云：梔子雖寒無毒，治胃中熱氣。既亡血、亡津液，腑臟無潤養，内生虚熱，非此物不可去之。

黄芩

安胎者，乃上中二焦藥，降火下行也。縮砂安胎者，治痛行氣也。若血虚而胎不

〔一〕「崑崙」：《本草衍義》作「岷州」。

〔二〕「塊」：《本草綱目》引「震亨曰」其上有「痞」字。

安者，阿膠主之。治痰熱者，假此以降其火也。圓〔一〕實者名子芩，爲勝。破者，名宿〔二〕芩。其腹中皆爛，名腐腸，可入肺經也。其堅實條芩，入大腸除熱也。

黄連

以薑汁炒，辛散衝〔三〕熱有功。《日華子》云：治五勞七傷，止心腹痛，驚悸煩躁，天行熱疾，及目痛。又，宋王微云：黄連味苦，左右相因，斷涼滌暑，闡命輕身。縉雲昔御，飛畢〔四〕上旻，不行而至，吾聞其人。又，梁江淹云：黄連上草，丹砂之次。禦孽辟妖，長靈久視。驂龍行天，馴馬匝地。鴻飛以宜〔五〕，順道則利。

〔一〕「圓」：姚文清本作「堅」。
〔二〕「宿」：隆慶本、萬曆本作「片」。
〔三〕「衝」：文瑞樓本作「除」。
〔四〕「畢」：《本草綱目》引南朝宋王微《黄連贊》作「蹕」。
〔五〕「宜」：《本草綱目》引南朝梁江淹《黄連頌》作「儀」。

枳實

瀉痰，能衝墻倒壁，滑竅瀉氣之藥。枳實、枳殼，一物也。小則其性酷而速，大則其性祥〔一〕而緩。故張仲景治傷寒倉卒之病，承氣湯中用枳實，此其意也。皆取其疏通决泄、破結實之義。

皂角刺〔二〕

治癰疽已潰，能引至潰處，甚驗。《神仙傳》云：崔言者，職隸左親騎軍，一旦得疾，雙眼昏，咫尺不辨人物，眉鬚自落，鼻梁崩倒，肌膚瘡癬，皆爲惡疾，勢不可

〔一〕「祥」：《本草衍義》作「和」。

〔二〕「皂角刺」：其上原有「蜜」一條，内容與「石蜜」「糖」二條重複，據姚文清本删。

救。一道流不言名，授其方曰：皂角刺一二斤，爲九蒸九曬，研爲末，食上，濃煎大黄湯調一錢匕，服一旬，鬚髪再生而愈。又，鐵砧以煅金銀，雖百十年不壞，以捶皂角，則一夕破碎。

射干

屬金而有木與火、水，行太陰、厥陰之積痰，使結核自消，甚捷。又治便毒，此足厥陰濕氣，因疲勞而發。取射干三寸，與生薑同煎，食前服，利三兩行，效。又治喉痛，切一片噙之，效。紫花者是，紅花者非。此即烏翣，根爲射干，葉爲烏翣，爲烏〔一〕扇，又名草薑。《外臺》云：治喉痹甚捷。

〔一〕「爲烏」：原作「又爲」，據隆慶本、萬曆本改。

巴豆

去胃中寒積，無寒積者勿用。

天南星

欲其下行，以黄柏引之。天南星，今市人多以鬼臼〔一〕小者似天南星，但南星小，柔膩肌細，炮之易裂，差可辨耳。

石膏

嘗觀藥之命名，固有不可曉者，中間亦多有意義，學者不可不察。如以色而名

〔一〕「鬼臼」：姚文清本作「由跋」。

者，大黄、紅花、白前、青黛、烏梅之類是也；以氣而名者，木香、沉香、檀香、麝香、南〔一〕香之類是也；以質而名者，厚朴、乾薑、茯苓、生地黄之類是也；以味而名者，甘草、苦參、龍膽草、淡竹葉、苦酒之類是也；以能而名者，百合、當歸、升麻、防風、硝石之類是也。石膏，火煅細研，醋調封丹爐，其固密甚於石脂，苟非有膏，焉能爲用？此兼質爲能而得名，正與石脂同意。閻孝忠妄以方解石爲石膏。况石膏非甘辛，本陽明經藥。陽明主肌肉。其甘也，能緩脾益氣，止渴去火；其辛也，能解肌出汗，上行至頭，又入手太陰、手少陽。彼方解石止有體重質堅性寒而已，求其所謂石膏，而可爲三經之主者焉在哉？醫欲責效，不可難乎？又云：軟石膏可研爲末，醋研，丸如緑豆大，以瀉胃火、痰火、食積，殊驗。生錢塘者，如棋子，白澈，最佳。彭城者亦好。又有一種玉火石，醫人常用之，云味甘微辛温，治傷寒，發汗，止頭痛、目昏眩，功與石膏等，故附之。

〔一〕「南」：隆慶本、萬曆本作「蘭」。

白粉

胡粉另是一種，乃是錫粉，非鉛粉也。蓋古人以錫爲粉，故名胡粉，不可入藥。惟婦人用以附面，喜其色類肌肉也。又名鑞子粉，即是錫也。

鱉甲

鱉肉補陰。鱉，《左傳》云：三足者爲之能奴再切，不可食。凡使須九肋者佳。《藥性》云：治勞瘦，除骨熱，釅醋炙黄用。又治心腹癥瘕堅積，尤效。

牛膝

能引諸藥下行。凡用土牛膝，春夏用葉，秋冬用根，惟葉汁之效尤速。《本草》云：男子陰消，老人失溺，及寒濕痿痹，腰腿之疾，不可缺也。又竹木刺入肉，涂之即出。

茺蔚子

即益母草。産前産後諸疾，行血養血，難産作膏服。此草即益母也。其苗搗取汁服，主浮腫下水，其子入潔〔一〕面藥，令人光澤。又，《毛詩》云「中谷有蓷」，益母也。又云「臭穢」，臭穢即茺蔚也。

牛蒡子

一名惡實〔二〕。潔古云：主〔三〕風腫毒，利咽膈，吞一粒，可出癰疽頭。《主治秘訣》

〔一〕「潔」：原作「緊」，據隆慶本、萬曆本改。
〔二〕「實」：原作「食」，據姚文清本改。
〔三〕「主」：原作「土」，據姚文清本改。

云：辛温，潤肺散氣，搗碎用之。東垣云：味辛平、甘温，主明目補中，及皮膚風，通十二經。其未去萼時，又爲之鼠粘子。根謂之牛菜，作菜茹尤益人。

鎖陽

味甘可啖，煮粥彌佳。補陰氣，治虚而大便燥結者用，虚而大便不燥結者勿用，亦可代蓯蓉也。

水萍浮芹

發汗尤甚麻黄。此是水中大萍，非今溝渠所生者。昔楚王渡江所得，非斯實也。又高供奉《採萍時日歌》：不在山，不在岸，採我之時七月半。選甚癱風與緩風，些小微風都不算〔一〕。豆淋酒内下三丸，鐵幞頭上也出汗。

〔一〕「算」：原作「散」，據姚文清本改。

青黛

能收五臟之鬱火，解熱毒，瀉肝，消食積。青黛殺惡蟲，物化爲水。又《宫氣方》「小兒疳痢羸瘦毛焦方歌」曰：孩兒雜病變成疳，不問强羸女與男，恰似脊傍多變動，還如瘦疾困耽耽。又歌曰：煩熱毛焦鼻口乾，皮膚枯槁四肢癱。腹中時時更下痢，青黄赤白一般般。眼澀〔一〕面黄鼻孔赤，穀道開張不欲看。忽然瀉下成疳瀫，又却濃涕一團團。唇焦嘔逆不乳哺，壯熱增寒卧不安。腹中有病須醫藥，何須祈禱信神盤。此方便是青黛散，孩兒百病服來看。

馬鞭草

治金瘡，行血活血。通婦人月經，及血氣肚〔二〕痛，效。

〔一〕「澀」：原作「色」，據姚文清本改。
〔二〕「肚」：原作「吐」，據姚文清本改。

木賊

用發汗至易，去節，銼，以水潤濕，火上烘用。《本草》不言發汗至易，傳寫之誤也。又云：味甘微苦，無毒，治目疾，退翳膜，益肝膽，婦人月水不斷。得禹餘糧、當歸、芎藭，治崩中赤白；得槐鵝、桑耳，腸風下血服之，效。

夏枯草

無臭味，治瘰癧。臭草有臭味，方作潔〔一〕面藥，即茺蔚是也。明是兩物，俱生於春，但夏枯草先枯而無子，蔚臭草後枯而結黑子。又云：有補養血脈之功，三月四月開花，五月夏至時候復枯。蓋稟純陽之氣，得陰氣則枯也。《本草》云：散癭結氣、

〔一〕「潔」：原作「緊」，據姚文清本改。

脚腫〔一〕濕痹。

燈籠草

寒，治熱痰嗽。

佛耳

治寒嗽。

蘭葉

禀金水之清氣，而似有火，人知其花香之貴，而不知爲用有方。蓋其葉能散久積

〔一〕「腫」：姚文清本作「踵」。

陳鬱之氣，甚有力，入藥煎煮用之，東垣方中嘗用矣。東垣云：味甘性寒，其氣清香，生津止渴，益氣潤肌。《内經》云「消諸痹[一]，治之以蘭」是也。消渴證，非此不能凉。膽痹必用。即今之人栽植座右，花開時滿室盡香。

蒲公草

又名蒲公英，屬土，開黄花似菊花，化熱毒、消惡腫結核有奇功。在處田間路側有之。三月開黄花，味甘，解食毒，散滯氣，可入陽明、太陰經。洗净，細銼，同忍冬藤煎濃湯，入少酒佐之，以治乳癰。服罷隨手欲睡，是其功也，睡覺，病已安矣。麥熟有之，質甚脆，有白汁，四時常花，花罷飛絮，絮中有子，落處即生。即今之地丁也。治疔腫有奇功，故書之。

〔一〕「痹」：《素問・奇病論篇》作「癉」。下句「膽痹必用」同。

樗木皮

臭椿根，其性凉，而能澀血。樗木臭疏，椿木香實。其樗用根、葉、莢，故曰未見椿上有莢，惟樗木上有莢，以此爲異。又有樗鷄，故知命名，不言椿鷄，而言樗鷄者，以顯有鷄者爲樗，無鷄者爲椿，其義明矣。

山楂子

消食行結氣，健胃催瘡痛。治婦人兒枕痛，濃煎此藥汁，入砂糖調服，立效。

杜仲

潔古云：性温味辛甘，氣味俱[一]薄，沉而降，陽也。其用壯筋骨，及弱無力以

〔一〕「俱」：原作「冲」，據姚文清本改。

行。東垣云：杜仲〔一〕能使筋骨强。石思仙〔二〕治腎冷暨〔三〕腰痛。患腰病人，虚而身强直，風也。腰不利，加而用之。

漏蘆

東垣云：是足陽明本經藥。大寒無毒，主皮膚熱，惡瘡疽，通小腸，治〔四〕泄精、尿血、乳癰及下乳汁，俗名英〔五〕蒿是也。

〔一〕「杜仲」：原作「柱俱」，據姚文清本改。
〔二〕「石思仙」：杜仲的别名之一，《神農本草經》稱「思仙」，《名醫别録》稱「思仲」。
〔三〕「暨」：《藥性論》作「臂」。
〔四〕「治」：原脱，據姚文清本補。
〔五〕「英」：《唐本草》作「莢」。

薑黄

東垣云：味苦甘辛，大寒無毒，治癥瘕、血塊、癰腫，通月經，消腫毒。薑黄真者，是經種三年已上〔三〕老薑也，其主治功力烈於鬱金，又治氣爲最。

御米殼

潔古云：味酸澀，主收固氣。東垣云：入腎，治骨病尤佳。今人虚勞嗽者多用止嗽，及濕熱泄痢者用止痢。治病之功雖急，殺人如劍，深可戒之！

〔一〕「上」：原作「土」，據姚文清本改。

烏桕木

解蛇毒。

鹵鹼

一名碱，或作鹼。去濕熱，消痰，磨積塊，洗滌垢膩。量虚實用之，若過服則頓損人。又云：石碱、阿魏皆消磨[一]塊。

繅絲湯

口乾消渴者，可用此吐之。此物屬火，有陰之用，能瀉膀胱水中相火，以引清氣

[一]「磨」：姚文清本其下有「積」字。

上朝於口。按：《究原方》治消渴，以此湯飲之，或以繭殼絲綿湯飲之，效。

麻沸湯

成無己云：瀉心湯以麻沸湯漬服者，取其氣薄而泄虚熱也。

潦水

成無己：赤小豆湯用潦水者，亦取其水味薄，則不助濕〔一〕氣。

白馬脛骨

煅過再研用。味甘寒，可代黄芩、黄連，中氣不足者用之。其白馬莖味鹹，能主

〔一〕「濕」：原作「温」，據姚文清本改。

男子陰痿，房中術偏用。又，陰乾者，末，和蓯蓉蜜丸，空心，酒下四十丸。

羊肉、羊脛骨

治牙齒疏豁，須用之。東垣云：《别録》羊肉味甘熱，《日華子》治腦風并大風，開胃肥健，補中益氣。又，羊頭凉，治骨〔一〕蒸腦熱。凡治目疾，以青羊肝爲佳。

敗龜版

屬金而有水，陰中陽也。大有補陰之功，而《本草》不言，惜哉！其補陰之功力猛，而兼去瘀血，續筋骨，治勞倦。其能補陰者，蓋龜乃陰中至陰之物，禀北方之氣而生，故能補陰。治陰血不足，止血，治四肢無力。酥油、猪脂皆可炙用。龜以其靈

〔一〕「骨」：原作「國」，據姚文清本改。

於物，方家故用以補心，然甚有驗。

天雄

潔古云：非天雄不補上焦之陽虚。

蛤粉

治痰氣，能降能消，能軟能燥，同香附末、薑汁調服，以治痛。以蛤蜊殻火煅過，研爲粉，不入煎劑。

鱔魚

善補氣。《本草》云：補中益血。又，婦人産前有疾可食。

五靈脂

能行血止血。此即寒號蟲糞也。《本草》云：治心腹冷氣，婦人心痛，血氣刺痛，甚效。又，止血、行經血有功，不能生血。

人中白

能瀉肝火，散〔一〕陰火。該置於風露下三年者，始可用也。

人中黄

性凉，治濕〔二〕病，《日華子》有方。

〔一〕「散」：原作「黄」，據姚文清本改。
〔二〕「濕」：姚文清本作「温」。

新補增四十三種

防己

氣寒苦辛，陽中之陰。治腰以下至足濕熱腫盛，補膀胱，去留熱，通行十二經，及治中風、手脚攣急。《本草》云：漢防己，君；木防己，使。如陶所注，即是木防己，用體小同。按：木、漢二防己，即是根苗爲名，漢主水氣，木主風氣。又云：木防己不入藥，古方亦通用之。治肺痿咯血，多痰，漢防己、葶藶等分爲末，糯米飲調下一錢，甚效。

當歸

氣温味辛，氣味俱輕，陽也。又陽中微陰，大能和血補血，治血證通用。雷公云：若破血，即使頭一節硬實處；若止痛止血〔一〕，即用尾。若一時〔二〕用，不如不使，服之無效。易老以爲頭破血，身行血，尾止血。又云：身養血，若全用和血。《别説》云：大補不足，决取立效之藥。氣血昏亂，服之而定，氣血各有所歸之功〔三〕，故名當歸。《本草》云：主咳逆上氣，温瘧，及女子諸疾〔四〕不足。此説盡當歸之用矣。

〔一〕「止痛止血」：文瑞樓本作「止血行血」。
〔二〕「時」：姚文清本作「概」。
〔三〕「功」：姚文清本作「名」。
〔四〕「疾」：原作「痰」，據姚文清本改。

升麻

陽中微陰，主脾胃，解肌肉間熱。脾痹非升麻稍不能除，手足陽明傷風引用之的藥，及發散本經風邪。若元氣不足者，用此於陰中昇陽氣上行，不可缺也。《本草》云：治肺痿咳唾膿血。

細辛

氣温味辛，手少陰引經之藥。治諸頂頭痛，諸風通用之。須〔一〕獨活爲使，温陰經，去内寒，故東垣治邪在裏之表。《本草》云：主咳逆、頭痛、百節拘攣，最能温中下氣，破痰，利水道。若單服末，不可過半錢匕，多即氣悶〔二〕塞不通者死，故書於此。

〔一〕「須」：姚文清本作「要」。
〔二〕「悶」：姚文清本作「閉」。

藁本

味辛苦，陽中微陰，太陽經本藥。治寒氣鬱結，及巔頂痛，腦、齒痛，引諸藥上至巔頂。及與木香同治霧露之氣，是各從其類也。

蘇木

味辛甘鹹，乃陽中之陰。主破血、産後血脹滿欲死，排膿止痛，消癰腫瘀血、月經不調，及血暈口噤，極效。

天麻

氣平和，味苦。一名定風草，即此是也。其苗名赤箭。主諸風濕痹，四肢拘攣，小兒癇驚及諸虚眩暈，非此不能除也。凡使勿誤用，御風草與天麻相似，誤服則令人有腸結之患，戒之！慎之！

赤箭

謹按：今醫家見用天麻，即是此赤箭根。今《本草》别是一物，古方用天麻者不用赤箭，用赤箭者即無天麻，方中諸藥皆同。天麻、赤箭本爲一物，今所用不相違。然赤箭則言苗，用之有自表入裏之功；天麻則言根，用之有自内達外之理。根則抽苗，徑直而上；苗則結子，成熟而落，從幹〔一〕中而下，至土而生，似此粗可識其外内主治之理。

柴胡

氣平，味微苦，陰中之陽，乃少陽、厥陰行經藥也。去往來寒熱，非柴胡梢子不

〔一〕「幹」：隆慶本、萬曆本作「莖」。

能除。《本草》治心腹，去腸胃中結氣，推陳致新，除傷寒心下煩熱，痰食[一]。生銀州者爲勝。《衍義》曰：柴胡，《本經》并無一字治勞，今人治勞方中鮮有不用者。嗚呼！凡此誤世甚多。嘗原病勞，有一種真臟虚損，復受邪熱，邪因虚而致勞，故曰：勞者，牢也。當須斟酌用之。如《經驗方》中治勞熱，青蒿[二]丸用柴胡，正合宜耳，服之無不效。《日華子》又謂補五勞七傷，《藥性論》亦謂治勞乏羸瘦。若有此等病，苟無實熱，醫者概而用之，不死何待？注釋《本草》，一字亦不可忽，蓋萬世之後，所誤無窮耳！苟有明哲之士，自何[三]處治；中下之學，不肯考究，枉致淪没，可不謹哉！可不戒哉！如張仲景治寒熱往來如瘧狀，用柴胡正合其宜。

〔一〕「食」：姚文清本作「實」。

〔二〕「青蒿」：《本草衍義》其下有「煎」字。

〔三〕「何」：文瑞樓本作「可」。

旋覆花

甘，微冷，利〔一〕有小毒。主結氣脅下滿，消胸上痰結，唾如膠漆。一名金沸草也。《衍義》云：行痰水，去頭目風，亦走散之藥。病人涉〔二〕虚者不宜多服，利大腸，戒之！

澤瀉

鹹寒，陰中微陽，入足太陽、少陰經之藥，除濕行水之功尤捷。治小便淋閉，去陰間汗。若無此疾，服之令人眼疾，誠爲行去其水故也。仲景八味丸用之，亦不過接

〔一〕「利」：文瑞樓本作「刺」。

〔二〕「涉」：原作「泄」，據姚文清本改。

引桂、附歸就腎經，别無他意。服此未有不小便多者，小便既多，腎氣焉得復實？今人止泄精多不敢用。

熟地黄

氣寒味苦，陰中之陽，入手足少陰、厥陰。一名芐，一名芑。大補，血衰者須用之。又能填骨髓，長肌肉，男子五勞七傷，女子傷中，胞漏下血，破惡血、溺血。初採得以水浸，有浮者名天黄，不堪用；半沉者名人黄，爲次；其沉者名地黄，最佳也。其花即地髓花，可單服，延年。凡蒸以木甑、砂鍋，不可犯鐵器，令人腎消，男子損榮，女損衛。生地黄，大寒，治婦人崩中血不止，及産後血上薄心悶絶，胎動下血，胎不落墮，折傷瘀血、留血、衄血、吐血，皆可搗汁飲之。病人虚而多熱者勿用，慎之！

前胡

《本草》云：主痰滿，胸脅[一]中痞，心腹結氣，推陳致新，半夏爲之使。

知母

陰中微陽，腎經之本藥。主消渴熱中，下水，補不足，益氣，骨熱勞，傳屍疰病，産後蓐勞，消痰止嗽。虚人口乾，加而用之。

貝母

《本草》主傷寒煩熱，淋瀝，瘕疝，喉痹，金瘡，腹中心下結實滿，咳嗽上氣。

[一]「脅」：文瑞樓本作「膈」。

《日華子》云：消痰潤肺，及燒灰，油調敷人惡瘡，至能斂瘡口。《别説》云：能散心胸鬱結之氣，殊有功，則詩人所謂「言採其虻」者是也。蓋作詩者，本以不得志而言之，今用治心中氣不快、多愁鬱者，甚有功，信矣。

草豆蔻

氣熱，味辛，入足太陰、陽明經，治風寒客邪在胃，痛及嘔吐，一切冷氣，麵裹煨用。《衍義》云：虚弱不能食者，宜此。

玄胡

辛温，手足太陰經藥。《象》云：破血治氣，治婦人月水不調，小腹痛，及産後諸疾因血爲病，皆可療之。

茴香

氣平，味辛，手足少陰、太陽經藥也。破一切臭氣，調中止嘔，下食。《本草》云：主腎勞、癩疝。《液》〔一〕云：本治膀胱藥，以其先丙，故云小腸也，能潤丙燥；以其先戊〔二〕，故從丙至〔三〕壬。又，手足〔四〕少陰二藥，以開上下經之通道，所以壬與丙交也。即懷香子也。

連翹

苦，陰中微陽，昇也，入手少陰經。瀉心火，降脾胃濕熱，及心經〔五〕客熱，非此

〔一〕「《液》」：即王好古《湯液本草》。
〔二〕「戊」：原脱，據姚文清本補。
〔三〕「至」：原作「志」，據姚文清本改。
〔四〕「足」：原作「手」，據姚文清本改。
〔五〕「經」：原作「驚」，據姚文清本改。

不能除；瘡瘻癰腫，不可缺也。治血證以防風爲上使，連翹爲中使，地榆爲下使，不可不知。《衍義》治痢有微血。不可執以連翹爲苦燥劑，虚者多致危困，實者宜用之。連軺又苕，《本經》不見所注，但仲景方注云：即連翹根也。

大戟

甘寒，有毒，主下十二水，腹滿急痛，積聚，利大小腸，通月水，治瘀血，能墮胎孕。其葉名澤漆，味甘無毒，主治頗同。

甘遂

甘寒，有毒，惟用連珠者，然《經》中不言。此藥專於行水攻〔一〕決爲用，入藥須

〔一〕「攻」：原作「大」，據姚文清本改。

斟酌之。

麥門冬

甘微寒，陽中微陰。治肺中伏火，生〔一〕肺保神，强陰益精，又補肺中元氣不足，及治血妄行。《衍義》云：治肺熱及虚勞客〔二〕熱，若與地黄、麻仁、阿膠，潤經益血，復脈通心。

天門冬

苦甘，大寒。《藥性》云：主肺熱咳逆〔三〕，喘息促急，保定肺氣，除寒熱，通腎

〔一〕「生」：姚文清本作「主」。
〔二〕「客」：原作「谷」，據姚文清本改。另，大葉堂本作「寒」。
〔三〕「肺熱咳逆」：原作「肺咳」，據姚文清本改。

氣，治肺痿生癰，吐膿，止消渴，利小便。《衍義》：治肺熱之功爲多，其味苦，但專泄不專收，寒多之人禁服。

桑白皮

氣寒，味苦酸，主傷中，五勞羸瘦，補虚益氣，除肺中水氣，止唾血，消水腫，利水道，須炒而用之。

牡丹皮

苦辛，陰中微陽，厥陰、足少陰之藥，治腸胃積血，及衄血、吐血之要藥，及治無汗骨蒸。一名百兩金。惟山中單葉花紅者爲佳。

青皮

苦辛鹹，陰中之陽，主氣滯，破積結，消食，少陽經下藥也。陳皮治高，青皮治低，氣虛弱少用。治脅痛，須醋炒爲佳。

檳榔

純陽，破氣滯，泄胸中至高之氣。《象》云：治後重如神，性如鐵石之沉，重墜諸藥至於下。

桃仁

苦重於甘，陰中陽也，治大便血結、血秘、血燥，通用[一]大便，破血，不可無。

〔一〕「用」：姚文清本作「潤」。

《心》〔一〕云：苦以泄滯血，甘以生新血，故凝血須用，又去血中之堅，及通月經。老人虚秘，與柏子仁、火麻仁、松子仁等分同研，熔白蠟和丸，如桐子大，以黄丹湯下。仲景治中焦蓄血用之。

生薑

辛温，俱輕，陽也，主傷寒頭痛鼻塞〔二〕，咳逆上氣，止嘔吐之聖藥。治咳嗽痰涎多用者，此藥能行陽而散氣故也。又東垣曰：生薑辛温入肺，如何是入胃口？曰：俗皆以心下爲胃口者，非也。咽門之下，受有形之物，係胃〔三〕之系，便爲胃口，與肺同處，故入肺而開胃口也。又問曰：人云夜間勿食生薑，食則令人閉氣，何也？曰：生

〔一〕「《心》」：即李東垣《用藥心法》。
〔二〕「塞」：原作「寒」，據姚文清本改。
〔三〕「胃」：原作「謂」，據《本草綱目》卷二十六「菜部」引「杲曰」改。

薑辛温，主開發，夜則氣本收斂，反食之，開發其氣，則違天道，是以不宜。若有病則不然。若破血，調中去冷，除痰開胃，須熱即去皮，若要冷即留皮。

赤石脂

氣温，味甘酸。《本草》主養心氣，明目益精。治腹痛泄澼，下痢赤白，小便利，及癰疽瘡痔，女子崩漏、産難、胞衣不出。其五色石脂，各入五臟補益。澀可以去脱，石脂爲收斂之劑。胞衣不出，澀劑可以下之；是赤入丙，白入庚也。

玄參

氣微寒，味苦，乃足少陰腎經之君藥也。《本草》云：主腹中寒熱積聚，女子産乳餘疾，補腎氣，令人目明，主暴中風。易老云：玄參乃樞機之劑，管領諸氣，上下肅清而不濁。以此論之，治虚[一]中氤氲之氣、無根之火，以玄參爲聖藥也。

款冬花

氣温，味甘辛，温肺止嗽。《本草》主咳逆上氣，喘急呼吸，杏仁爲之使。《日華子》：消痰止嗽，肺痿肺癰，吐血，心虚驚悸。《衍義》云：有人病嗽多日，或教以燒款花三兩枚，於無風處以筆管吸其煙，滿口則咽，數日效。

蘆根

氣寒味甘。《本草》主消渴客熱，止小便。《金匱玉函》治五噎，隔氣煩悶，吐逆，不下食，蘆根五兩，銼，水三盞，煮二盞，無時服，甚效。

〔一〕「虚」：原作「空」，據姚文清本改。

廣茂

氣温，味辛平，主心膈痛，飲食不消，破痃癖氣最良。止痛，醋炒用。

京三棱

辛苦，主老癖癥瘕結塊，婦人血脈不調，心腹刺痛，火炮用之。

草龍膽

苦寒，治赤目腫痛，睛脹，瘀〔一〕肉高起，痛不可忍，以柴胡爲主，治眼疾必用之藥也，酒浸上行。

〔一〕「瘀」：《本草綱目》引《用藥法象》作「胬」。

車前子

氣寒味甘，主氣癃閉，利水道，通小便，除濕痹〔一〕，肝中風熱，衝目赤痛。

麻黄

苦甘，陰中之陽，泄衛中濕，去榮中寒，發太陽、少陽之汗，入手太陰經。

郁李仁

陰中之陽，破血潤燥。

〔一〕「痹」：原作「脾」，據姚文清本改。

豉

苦鹹，純陰，去心中懊憹、傷寒頭痛、煩躁。

瞿麥

辛，陽中微陰，利小便爲君。

牡蠣

鹹，軟痞，治帶下、温瘧、瘡腫，爲軟堅收斂之劑。佐黄柏而治遺精。

金匱鉤玄

竹劍平　點校

整理説明

一、《金匱鉤玄》概況

《金匱鉤玄》原題朱震亨撰，戴原禮校正。戴原禮，名思恭，號肅齋，浙江婺州浦江馬劍（今浙江省諸暨市）人，生於元泰定元年（一三二四），卒於明永樂三年（一四〇五），是元末明初著名醫學家。戴氏幼年習儒，尤嗜讀醫書。少年時隨父至義烏，從學於朱丹溪。丹溪見其穎悟倍常，器重其才，盡以醫術授之。當時丹溪弟子衆多，惟戴原禮獨得其秘，後世稱之爲「震亨高弟」。戴氏既得其傳，醫術日精，享譽江浙一帶。洪武二十五年（一三九二）入朝爲御醫，後爲太醫院判。永樂三年辭歸故里，逾月而卒，終年八十二歲。《金匱鉤玄》乃戴氏根據朱丹溪授課内容整理補充而成。全書共三卷，末附醫論六篇。卷一、卷二爲内科、喉科和外科病證，卷三爲婦科、兒科病證。每病證下均簡要論述病因病機、治療方藥，并貫穿氣血痰鬱的辨證綱領，充分體現了丹溪學術思想在臨床上的運用。書後所附的「六篇大論」，以往認爲是戴氏所著，但并未標注是戴氏著作，應爲後人所增輯。經考證，其中《火豈君相五志俱有論》《氣屬陽動作火論》《血屬陰難成易虧論》《三消之疾燥熱勝陰》四篇醫論，均出自丹溪再傳弟子劉純之《玉機微義》，《滯下辯論》《泄瀉從濕治有多法》兩篇未見記載，但内容亦是闡述丹溪之學，是丹溪弟子及後人對丹溪學術思想的繼承和發揮。因此，此書成爲代表丹溪學術思想的重要著作之一，也是學習丹溪學術思想的重要參考文獻。

二、學術特點及貢獻

（一）弘揚氣血痰鬱學説

丹溪對雜病的治療頗有心得，故有「雜病用丹溪」「雜病規朱彦修」之説。他對雜病的治療主要從氣、血、痰、鬱四個方面着手，并創立了「氣血痰鬱」學説，認爲「氣血中和，萬病不生；一有佛鬱，諸病生焉」，以此指導臨床雜病的治療，這在本書中得到充分地反映。丹溪治療氣血痰鬱創製越鞠丸（蒼术、香附、川芎、神麯、炒梔子），功能行氣解鬱，適用於氣、血、痰、火、濕、食等鬱結而致的胸膈痞悶，或脘腹脹痛、嘈雜吐酸、飲食不化、噯氣嘔吐等證，在當今臨床上仍廣爲應用。戴氏在校正本書時發揮了丹溪「氣血痰鬱」學説。他説：「鬱者，結聚而不得發越也。當昇者不得昇，當降者不得降，當變化者不得變化也。此爲傳化失常，六鬱之病見矣。」明確指出鬱證的關鍵爲「傳化失常」，即由傳化失常而産生六鬱之病。如「氣鬱者，胸脅痛，脈沉澀；濕鬱者，周身走痛，或關節痛，遇陰寒則發，脈沉細；痰鬱者，動則即喘，寸口脈沉滑；熱鬱者，瞀，小便赤，脈沉數；血鬱者，四肢無力，能食，便紅，脈沉；食鬱者，噯酸，腹飽不能食，人迎脈平和，氣口脈緊盛者是也」，進一步闡發了「六鬱」之病的證候。更值得一提的是戴氏在繼承丹溪的基礎上，又吸收了李東垣「内傷脾胃，百病由生」的觀點，把氣血痰鬱病證與脾胃的昇降機能密切聯繫起來。他認爲丹溪所製越鞠丸作用機制在於昇降消導，因此只能用於「病而未深者」，治療氣血痰鬱病證尚需根據病位的深淺辨證施治，頗具新意，對後世啓發較大。

（二）擴大火熱證治範疇

丹溪的主要學術思想是創立「陽常有餘，陰常不足」及「濕熱相火爲病」的理論，在《格致餘論》《局方發揮》等書中均已闡述，但缺乏臨床印證。本書彌補了這一缺陷，如謂「凡氣有餘便是火。火急甚重者，必緩之，生甘草兼瀉兼緩，人參、白术亦可。人壯氣實、火盛顛狂者，可用正治，或硝水、冰水飲之。人虚、火盛狂者，可用生薑湯與之，若投以冰水正治，立死。有補陰即火自降者，炒黄柏、地黄之類」，

「火鬱當發，看何經。輕者可降，重則從其性昇之。實火可瀉，小便降火極速」。故他在論治雜病時每多從火熱立論，如噯氣、吞酸、嘈雜等均屬「火動」，黄疸、痛風等同爲「濕熱」，中風、頭痛、頭眩等皆是「痰火」，凡此種種，不勝枚舉，説明火熱爲患的廣泛性和重要性。本書附録中，丹溪再傳弟子劉純也專篇來討論此事。從朱丹溪「陽常有餘，陰常不足」的觀點出發，認爲氣化火，血易虧，如「捍衛冲和不息之謂氣，擾亂妄動變常之謂火」，説明正常的氣可以化生萬物，變則爲火，可以敗亂生機，即所謂「火之爲病，其害甚大，其變甚速，其勢甚彰，其死甚暴」，突出了火的危害性。而「人在氣交之中，多動少静」，故陽氣最易滋長，陰血最易被耗。若陰血既虧，復受陽擾，實爲百病變生之所由，從而提出了「陽易亢、陰易乏」的論點，擴大了治療火熱證的範圍。這是在繼承丹溪學説的基礎上，結合劉河間「五志過極化火」、李東垣「火與元氣不兩立」等學説獨抒己見所得，多爲後世所宗。

（三）辯論滯下泄瀉病因病機

滯下即痢疾，世醫均以痢下赤白而分寒熱，妄用兜澀燥劑止之。有的認爲病機是積滯而用巴硇丸藥攻之，還有的認爲病機爲濕熱而用淡滲之劑利之，戴氏認爲這是偏誤。他根據劉河間在《素問玄機原病式》中反復陳喻的「赤白同於一理」的觀點，指出：「痢雖有赤白二色，終無寒熱之分，通作濕熱治。但分新舊，更量元氣，用藥與赤白帶同。」明確提出滯下的病機是「濕熱」。至於泄瀉的病因病機，戴氏云：「凡瀉水、腹不痛者，是濕也；飲食入胃不住，或完穀不化者，是氣虚也；腹痛瀉水，腹鳴，痛一陣瀉一陣，是火也；或瀉，時或不瀉，或多或少，是痰也；腹痛甚而瀉，瀉後痛減者，是食積也。」證之臨床亦然。時至今日，仍具有臨床指導意義。

三、校勘版本説明

《金匱鈎玄》目前國内所見版本有：明成化二十一年（一四八五）山陽沈純刻本、明萬曆二十九年（一六〇一）《古今醫統正脈全書》本、清慎修堂刻本、清光緒十七年（一八九一）《周氏醫學叢書》本、清光緒二十六年（一九〇〇）《丹溪全書》本、清光緒二十年（一八九四）刻本、清文奎堂刻本、清二酉堂刻本、一九三一年上海中醫書局石印本等。

此次校勘采用明成化二十一年山陽沈純刻本爲底本，以明萬曆二十九年《古今醫統正脈全書》本（簡稱正脈本）、清慎修堂刻本（簡稱慎修堂本）爲主校本，清光緒十七年《周氏醫學叢書》本（簡稱周氏本）、光緒二十六年《丹溪全書》本（簡稱庚子本）爲參校本，以《格致餘論》《丹溪心法》《玉機微義》《薛氏醫案·平治會萃》《丹溪治法心要》《三消論》等爲他校本。

目録

序

沈　純

歷代醫師莫不有書以傳於世，其原出於軒岐之《靈》《素》，去古既遠，鮮能究其宗旨，以故天下之人，有可治之病，無可知之藥，而醫學由之一晦，迨至有元金華朱彦修先生出焉。先生因母久病，刻志於醫，一旦浩然有得，闡明醫學，其所著述如《丹溪心法》《格致餘論》《丹溪語録》之類，篇目浩瀚，而《金匱鈎玄》一書，則撮其精要者也。夷考先生之學，本之軒岐以啟其關，參之和、扁以辟其途，終之王、李以會其歸。凡視症、察脈、處方、製劑，縱横應變，洞中矩矱，篇末數論，究極精妙，灼有所見，又能發前人未發之藴。自是天下之人有不可治之病，無不可知之藥，而醫學賴以明矣。大抵學醫而不得親受乎，良醫之口傳必當窮究。夫先醫之宗旨受口傳者，譬則吾道之見知；究宗旨者，譬則吾道之聞知也。聞見雖異，入道則同，業醫而有一，於是焉其能起死回生也，必矣。時成化甲辰，保郡亢旱，疫癘間作。予於公暇，考閲方書，欲惠斯民，偶得此編，見其會萃，折衷不泥，陳跡鑿鑿，可施於治，而屢試屢效，若非聞見之熟而得先醫之宗旨，安能臻其精妙如此哉？用是捐俸繡梓以傳，俾有識者見之，因病以考方，因方以製劑，不必親受彦修之口傳，而自有以起沉痾之疾也。噫！安得比屋各授以一編，而人人熟究其妙理，四海八荒，舉無夭閼之患，予之所願也，是爲序。

成化乙巳歲秋七月既望賜進士第中憲大夫直隸保定府知府山陽沈純序

金匱鈎玄卷第一

中風

大率主血虚有痰，以治痰爲先。或虚挾火與濕，亦有死血留滯者，外中於風者，亦有中氣者，當從痰治，順氣化痰。若口開手撒，眼合遺尿，吐沫直視，喉如鼾睡，肉脱筋痛者，皆不治。

半身不遂，大率多痰。在左屬死血、無〔一〕血；在右屬痰、有熱、氣虚。在左者，四物湯等加桃仁、紅花、竹瀝、薑汁；在右者，二陳湯、四君子等加竹瀝、薑汁。痰

〔一〕「無」：《丹溪心法·中風一》作「瘀」，義長。

壅盛者，口眼喎斜者，不能言者，皆當吐。

吐法：輕用瓜蒂、蝦[一]汁、皂角，重用藜蘆半錢或三分，加麝香，灌入鼻内或口内，吐痰出。一吐不已，再吐之。亦有虚而不可吐者。

氣虚卒倒，參、芪補之。氣虚有痰，濃參湯合竹瀝、薑汁。血虚，宜四物湯，俱用薑汁炒，恐泥痰，再加竹瀝、薑汁入内服；能食者，去竹瀝，加荆瀝。又法：以猪牙皂角、白礬等分爲末，薑湯調下，名稀涎散。血虚者，四物湯補之。挾痰者，亦用薑汁、竹瀝。

《脈訣》内言，諸不治證見，則不可治。筋枯者不治。舉動則筋痛者，是筋枯，以其無血滋潤故也。

治痰：氣實能食，用荆瀝；氣虚少食，用竹瀝。此二味用開經絡，行血氣。入四物湯中，必用薑汁助之。

肥白人多濕，少用附子、烏頭行經。

[一]「蝦」：原作「鮮」，據正脈本改。

初昏倒，急掐人中至醒，然後用去痰藥，二陳湯、四物、四君子等湯加減用。

六鬱

戴云：鬱者，結聚而不得發越也。當昇者不得昇，當降者不得降，當變化者不得變化也。此爲傳化失常，六鬱之病見矣。氣鬱者，胸脅痛，脈沉澀；濕鬱者，周身走痛，或關節痛，遇陰寒則發，脈沉細；痰鬱者，動則即喘，寸口脈沉滑；熱鬱者，瞀〔一〕，小便赤，脈沉數；血鬱者，四肢無力，能食，便紅，脈沉；食鬱者，噯酸，腹飽不能食，人迎脈平和，氣口脈緊盛者是也。

氣血中和，萬病不生；一有怫鬱，諸病生焉。

氣鬱：香附子、蒼术、川芎。

濕：蒼术、川芎、白芷。

〔一〕「瞀」：《丹溪心法·六鬱五十二》作「瞀悶」。

痰：海石、香附、南星、瓜蔞。
熱：青黛、香附、蒼术、川芎、梔子。
血：桃仁、紅花、青黛、川芎、香附。
食：蒼术、香附、針砂醋炒、山楂、神麯炒。春加芎，夏加苦參，秋冬加吴茱萸。

越鞠丸 解諸鬱。又名芎术丸。蒼术、香附、撫芎、神麯、梔子，等分爲末，水丸如緑豆大。

凡鬱，皆在中焦，以蒼术、撫芎開提其氣以昇之。假如食在氣上，提其氣則食自降。餘皆仿此。

癩

大風病，是受得天地間殺物之氣，古人謂之癘風者，以其酷烈暴悍可畏耳。人得之者，須分在上、在下。夫在上者，以醉仙散取涎血〔一〕於齒縫中出；在下者，以通天散〔二〕取惡物陳蟲於穀道中出。取〔三〕出雖有道路之異，然皆不外乎陽明一經。治此證者，須知此意。看其疙瘩與瘡，上先見者、上體多者，在上也；下先見者、下體多者，在下也；上下同得者，在上復在下也。陽明胃經與大腸，無物不受，此風之入人也。氣受之則在上多，血受之則在下多，血氣俱受之者，上下俱多也。自非醫者神手，病者鐵心，罕有免此。夫從上、從下以漸而來者，皆可治。人見其病勢之緩，多忽之。雖按法施治，病已痊可，若不能忌口、絶色，皆不免再發，發則終於不能救也。余曾治五人，中間唯一婦人不再發，以其貧甚而且寡，無物可吃也，餘四人，三四年後皆再發。孫真人云：吾嘗治四五十人，終無一人免於死。非真人不能治，蓋無一人能守禁忌耳。此婦人本病藥外，又是百餘帖加減四物湯，半年之上，方得經行，

〔一〕「涎血」：《丹溪心法·癘風六十四》作「臭涎惡血」。
〔二〕「通天散」：《丹溪心法·癘風六十四》作「通天再造散」。
〔三〕「取」：《丹溪心法·癘風六十四》作「所」。

十分安愈。

治法：在上者，醉仙散；在下者，通天再造散。後用通神〔一〕散，及三稜針於委中出血。但不能忌口、絶房者，不治。

醉仙散　胡麻仁　牛蒡子　蔓荆子　枸杞子各半兩。爲粗末，同炒紫〔二〕色　白蒺藜　苦參　瓜蔞仁〔三〕　防風各半兩

右八味，爲細末，每一兩半，入輕粉二錢，拌匀。大人一錢，空心，日午、臨睡各一服，淡茶調下。五、七日間，必於齒縫中出臭涎水，渾身覺痛，昏悶如醉，利下惡臭屎爲度。量大小虚實加減與之。證候重而急者，須以再造散下之，候補養得還，復與此藥吃。須斷鹽、醬、醋、諸般魚肉、椒料、果子、燒炙等物，止可淡粥，及淡煮熟時菜食之，茄尚不可食，惟有烏梢蛇、菜花蛇，可以淡酒煮熟食之，以助藥力。

〔一〕「神」：《丹溪心法·癘風六十四》作「聖」。
〔二〕「紫」：《丹溪心法·癘風六十四》作「黑」。
〔三〕「仁」：慎修堂本、正脈本、《丹溪心法·癘風六十四》均作「根」。

再造散 鬱金半兩，生用 大黄三兩，炮 皂角刺一兩，黑者，大者 白牽牛頭末六錢，半炒半生用

右爲末，五錢，臨夜冷酒調下，以净桶伺候泄出蟲。如蟲口黑色，乃是多年；蟲口如赤色，是近者。三數[一]日又進一服，直候無蟲，即絶根也。

寒

主乎温散。有卒中天地之寒氣，有口傷生冷之物。

戴云：此傷寒，謂身受肅殺之氣，口食冰水、瓜果、冷物之類。病者必脈沉細，手足冷，息微身倦，雖身熱亦不渴，倦言語。或遇熱病，誤用此法，輕者至重，重者至死。凡脈數者，或飲水者，或煩躁動摇者，皆是熱病。寒熱二證，若水火也，不可

[一]「數」：《丹溪心法・癘風六十四》作「四」。

得而同治，誤即殺〔一〕人，學人慎之。

傷寒

傷寒，必須身犯寒氣、口食寒物者，從補中益氣湯中加發散藥。屬内傷者，十居八九。其法：邪之所凑，其氣必虚，只用補中益氣湯中，從所見之證出入加減。氣虚熱甚者，少用附子，以行參、芪之劑。如果氣虚者，方可用此法。已上傷寒治法，可用於南方，不宜北。

暑

戴云：暑，乃夏月炎暑也。盛熱之氣着人也，有冒、有傷、有中，三者有輕重之

〔一〕「殺」：原作「後」，據慎修堂本、正脈本改。

分，虛實之辨。或腹痛水瀉者，胃與大腸受之；惡心者，胃口有痰飲也。此二者，冒暑也，可用黃連香薷飲。蓋黃連退暑熱，香薷消蓄水。或身熱頭疼，躁亂不寧者，或身如針刺者，此爲熱傷在分肉也，當以解毒〔一〕：白虎湯加柴胡，氣如虛者，加人參。或咳嗽，發寒熱，盜汗出不止，脈數者，熱在肺經，用清肺湯、柴胡天水散之類，急治則可，遲則不可治矣，或〔二〕火乘金也，此爲中暑。凡治病須要明白辨別，慎勿混同施治。春秋間亦或有之，切莫執一，隨病處方爲妙。

黃連香薷飲，挾痰加半夏，氣虛加人參、黃芪，或清暑益氣湯加減用之。

注夏

屬陰虛，元氣不足。

〔一〕「解毒」：《丹溪心法·中暑三》其下有「湯」字。

〔二〕「或」：《丹溪心法·中暑三》作「成」。

戴云：秋初夏末，頭痛脚軟，食少體熱者是也。補中益氣湯去柴胡、升麻，加炒黄柏。挾痰止用南星、半夏、陳皮之類，或生脈散。出《千金方》。

暑風

戴云：暑風者，夏月卒倒，不省人事者是也。有因火者，有因痰者。火，君相二火也；暑，天地二火也。内外合而炎爍，所以卒倒也。痰者，人身之痰飲也。因暑氣入而鼓激痰飲，塞礙心之竅道，則手足不知動躡而卒倒也。此二者皆可吐。《内經》曰：火鬱則發之。挾火、挾痰實者，可用吐法。吐即發散也，量其虚實而吐之。吐醒後，可用清劑調治之。

濕

戴云：濕有自外入者，有自内出者，必審其方土之致病源。東南地下，多陰雨地濕，凡受必從外入，多自下起，以重腿脚氣者多，治當汗散，久者宜疏通滲泄。西北地高，人多食生冷濕麵，或飲酒後，寒氣怫鬱，濕不能越，作[一]腹皮脹痛，甚則水鼓脹滿，或通身浮腫如泥，按之不起，此皆自内而出也。辨其元氣多少而通利其二便，責其根在内也。此方土内外，亦互相有之，但多少不同，須對證施治，不可執一。

《本草》：蒼术治濕，上下俱可用。

二陳湯加酒芩、羌活、蒼术，散風之藥，行濕最妙。

内傷

内傷病退後，燥渴不解者，有餘熱在肺家，可用參、苓、甘草、少許薑汁，冷服，或茶匙挑薑汁與之。虛者可用人參湯。世之病此者爲多，但有挾痰者，有挾外邪者，有熱鬱於内而發者，皆以補元氣爲主，看其所挾之病而兼用藥。

〔一〕「作」：《丹溪心法·中濕四》作「致」。

火

有可發者二：風寒外來者可發，鬱者可發。陰虚火動難治。火鬱當發，看何經。輕者可降，重則從其性昇之。實火可瀉，小便降火極速。

凡氣有餘便是火。火急甚重者，必緩之，生甘草兼瀉兼緩，人參、白术亦可。人壯氣實、火盛顛狂者，可用正治，或硝水〔一〕、冰水飲之。人虚，火盛狂者，可用生薑湯與之，若投以冰水正治，立死。有補陰即火自降者，炒黄柏、地黄之類。

山梔子仁大能降火，從小便泄去。其性能屈曲下行降火，人所不知。

凡火盛者，不可驟用凉藥，必用温散。

又方　**左金丸**　治肝火。黄連六兩　茱萸一兩，或半兩　水爲丸，白湯下五十丸。

〔一〕「水」：《丹溪心法·火六》作「黄」。

傷風

戴云：新咳嗽，鼻塞聲重者是也。屬肺者多，散宜辛温，或辛凉之劑。

發斑

屬風熱。

戴云：斑，有色點而無頭粒者是。如有頭粒者，即疹也。風熱挾痰而作，自裏而發於外，通聖散消息，當以微汗以散之。下之，非理也。内傷斑者，胃氣極虚，一身火遊行於外所致，宜補以降之。發斑似傷寒者，痰熱之病發於外，微汗以散之。下之，非理也。

疹

戴云：疹，浮小有頭粒者是。隨出即收，收則又出者是也。非若斑之無頭粒也，當明辨之。

屬熱與痰在肺，清肺火降痰，或解散出汗，亦有可下者。

温病

衆人病一般者是也，又謂之天行時疫。有三法：宜補、宜降、宜散。

又方 大黄 黄芩 黄連 人參 桔梗 防風 蒼术 滑石 香附 人中黄

右爲末，神麯爲丸，每服〔一〕五七十丸。分氣、血、痰作湯使：氣虚，四君子湯；

〔一〕「每服」：原脱，據慎修堂本、正脉本補。

血虚，四物湯；痰多，二陳湯送下。如熱甚者，可用童子小便送下。

大頭天行病，東垣有方：羌活　酒芩　大黄酒蒸

冬温爲病，非其時而有其氣者。冬時君子當閉藏，而反發泄於外。專用補藥帶表〔一〕。

又方　以竹筒兩頭留節，中作一竅，納甘草於中，仍以竹木釘閉竅，於大糞缸中浸一月，取出曬乾，專治疫毒。

瘧

有風，有暑，有食，老瘧，瘧母，痰病。

老瘧病，此係風暑入陰分，在臟。用血藥：川芎、撫芎、紅花、當歸，加蒼术、白术、白芷、黄柏、甘草。煎，露一宿，次早服之。無汗要有汗，散邪爲主，帶補；

〔一〕「表」：《丹溪心法·瘟疫五》其下有「藥」字。

有汗要無汗，正氣爲主，帶散。有瘧母者，用丸藥消導，醋煮鱉甲爲君，三棱、蓬术、香附隨證加減。

三日一發者，受病一年；間〔一〕發者，受病半年；一日一發者，受病一月；連二日發者，住一日者，氣血俱受病。一日間一日者，補藥帶表藥，後用瘧丹截之。在陰分者，用藥徹起，在陽分方可截之。

又方〔二〕 草果 知母 檳榔 烏梅 常山 甘草炙 穿山甲炮

用水酒一大碗，煎至半碗，露一宿。臨發時前二時温服，如吐，則順之。

截瘧青蒿丸 青蒿一兩 冬青〔三〕葉二兩 馬鞭草二兩 官桂二兩

右三葉〔四〕，皆曬乾，秤，爲末，法丸如胡椒子大。每兩作四服，於當發前一時服盡。

〔一〕「間」：《丹溪心法·瘧八》其下有「日一」二字。

〔二〕「又方」：《丹溪心法·瘧八》作「截瘧常山飲」。

〔三〕「青」：《丹溪心法·瘧八》作「瓜」。

〔四〕「葉」：周氏本作「藥」。

大法：暑風必當發汗。夏月多在風凉處歇，遂閉其汗而不泄。因食者，從食上治。

瘧而虚者，須先用參、术一二帖，托住其氣，不使下陷，後用他藥。治内傷挾外邪者同法〔一〕，内必主痰，必以汗解，二陳湯加常山、柴胡、黄芩、草果。

瘧而甚者，發寒熱，頭痛如破，渴而飲水，自汗，可與參、芪、术、芩、連、梔子、川芎、蒼术、半夏等治。

久病瘧，二陳湯加川芎、蒼术、柴胡、葛根、白术，一補一發。

咳嗽

風寒、火主降火、勞、肺脹、火鬱、痰主降痰。

戴云：風寒者，鼻塞聲重，惡寒者是也；火者，有聲痰少，面赤者是也；勞者，

〔一〕「法」：《丹溪心法·瘧八》作「發」。

盜汗出，兼痰者，多作寒熱；肺脹者，動則喘滿，氣急息重；痰者，嗽動便有痰聲，痰出嗽止。五者大概耳，亦當明其是否也。

風寒，行痰，開腠理，三〔一〕陳湯加麻黄、杏仁、桔梗。

火，降火、清金、化痰。

勞，四物湯中加竹瀝、薑汁，必以補陰爲主。

肺脹而嗽者，用訶子、青黛、杏仁。訶子能治肺氣，因火傷極，遂成鬱遏脹滿，取其味酸苦，有收斂降火之功。佐以海蛤粉、香附、瓜蔞、青黛、半夏麯。

食積，痰作嗽，發熱者，半夏、南星爲君，瓜蔞、蘿蔔子爲臣，青黛、石碱爲使。

火鬱嗽者，訶子、海石、瓜蔞、青黛、半夏、香附。咳嗽聲嘶者，此血虚受熱也，用青黛、蛤粉，蜜調服。久嗽，風入肺，用鵝管石、雄黄、鬱金、款冬花，碾末，和艾中，以生薑一片，留舌上灸之，以煙入喉中爲度。乾咳嗽者，難治。此係火

〔一〕「三」：疑當作「二」。

鬱之證，乃痰鬱火邪，在中用苦梗以開之，下用補陰降火。不已則成勞，倒倉好。此證不得愈〔一〕者用〔二〕之。嗽而脅痛，宜疏肝氣，用青皮等。方在後，二陳湯加南星、香附、青黛、薑汁。

治嗽藥，大概多用生薑者，以其辛散也。上半日嗽多者，屬胃中有火，貝母、石膏能降胃火；午後嗽多者，此屬陰虛，必用四物湯加知母、黄柏，先降其火；五更嗽多者，此胃中有食積，至此時候〔三〕流入肺金，知母、地骨皮降肺火。火氣浮於肺者，不宜用凉藥，用五味、五倍斂而降之。有痰因火逆上者，先治火，後治其痰。

肺虚甚者，用參膏，此好色腎虚有之，以生薑、陳皮佐之。大概有痰者，可加痰藥治之。治嗽多用粟殼，不必疑，但要先去病根，此乃收後之藥也。師云：陰分嗽者，多屬陰虛治之。

〔一〕「愈」：慎修堂本、正脈本作「志」。
〔二〕「用」：慎修堂本、正脈本作「有」。
〔三〕「候」：《丹溪心法·咳嗽十六》作「火氣」。

有[一]嗽而肺脹、壅遏不得眠者，難治。

治嗽烟筒 佛耳草 款冬花 鵝管石

右爲末，用紙卷，燒其煙薰之；或白湯調亦得。

治嗽有痰，天突、肺俞二穴灸。治嗽，泄火熱，大瀉肺氣，三椎骨下横過各一寸半是穴。

嗽：春是春昇之氣，用清藥，二陳加薄、荆之類；夏是火炎上，最重，芩、連；秋是濕熱傷肺；冬是風寒外來，用藥發散之後，以半夏必逐去痰，庶不再來。

又方 **治嗽劫藥** 五味子半兩 五倍子一錢 甘草二錢半 風化硝一錢

爲末，以蜜爲丸，噙化之。

痰

脈浮當吐。

〔一〕「有」：周氏本作「久」。

凡治痰，用利藥過多，致脾氣下虚，則痰反易生多也。濕痰用蒼术；老痰，海石、半夏、瓜蔞、香附、五倍子；熱痰用青黛、黄連；食積痰，神麯、麥蘖、山楂子。

痰在腸胃間者，可下而愈。痰在經絡中者，非吐不可出，吐法中就有發散之義也。膈上之痰，必用吐之，瀉亦不能去也。氣實痰熱，結在上者則吐。吐難得出，或成塊，或吐咯不出，氣滯兼鬱者，此則難治矣。膠固者，必用吐之。

吐法：兼用芽茶、齏水、薑汁、醋少許，瓜蔞散少許，加防風、桔梗，皆昇動其氣，便吐也。

吐法：用附子尖、桔梗蘆、人參蘆、瓜蒂、砒不甚用、藜蘆、艾葉、末茶。右藥，此皆自吐，不用手探。但藥但湯皆可吐。

吐法：先以布搭膊勒腰，於不通風處行此法。蘿蔔子半升，擂，和以漿水一碗，濾去渣，入少油與蜜，旋至半温服，後以鵝翎探吐。凡用鵝翎，須以桐油浸，却以皂角水洗去肥，曬乾用之。

又法：用蝦帶殻半斤，入醬、葱、薑等料物煮汁。先吃蝦，後飲汁，以翎勾引吐，必須緊勒肚腹。

二陳湯：一身之痰都能管，如在下加下引藥，如在上加上引藥。

凡人身上、中、下有塊者，多是痰也。問其平日好食何物，吐下後用藥。

許學士用蒼术治痰飲成窠囊一邊，行極效。痰挾瘀血，遂成窠囊。

痰之清者屬寒，用二陳湯之類。内傷挾痰，必用人參、黄芪、白术之屬，多用薑汁傳送，或用半夏之屬。虚甚者，宜加竹瀝。痰熱者多挾風，外證爲多。濕者多軟，如身倦而重之類。熱者清之，食積者必用攻之，兼氣虚者，用補氣藥送。因火盛逆上者，治火爲先，白术、黄芩、石膏之類。中氣不足，則加人參、白术。痰之爲物，隨氣昇降，無處不到。

脾虚者，清中氣，二陳加白术之類，兼用提藥。中焦有痰與食積，胃氣賴其所養，卒不便虚。若攻之盡，則虚矣。

眩暈、嘈雜，乃火動其痰，用二陳湯加梔子、芩、連之類。

噫氣吞酸，此係食鬱有熱，火氣上動。以黄芩爲君，南星、半夏爲臣，橘紅佐之。熱多者，加青黛。

痰在脅下，非白芥子不能達。痰在皮裏膜外者，非薑汁、竹瀝不可達。痰在膈間，使人顛狂、健忘，宜用竹瀝。風痰亦服竹瀝，又能養血。痰在四肢，非竹瀝不開。痰結核在咽喉，燥不能出，入化痰藥，加軟堅鹹藥味。杏仁、海石、桔梗、連翹、瓜蔞仁，少佐朴硝，以薑汁、蜜調丸，噙化之。海粉即海石，熱痰能降，濕痰能燥，結痰能軟，頑痰能消。可入丸子、末子，不可入煎藥。

黄芩治熱痰，假以降其熱也。竹瀝滑痰，非薑汁不能行經絡也。枳實瀉痰，能衝墻壁。五倍子能治老痰。

小胃丹，治膈上痰熱、風痰、濕痰、肩膊諸痛，然能損胃氣，食積痰實者用之，不宜多。

青礞石丸去濕痰，重在風化硝。

潤下丸 降痰最妙。陳皮半斤，去白，以水化鹽半兩，拌陳皮，令得所煮，候乾，炒燥。一方，不去白　甘草一兩，炙

右爲末，蒸餅丸緑豆大，每服三十五丸，温水送下。

油炒半夏，大治濕痰，又治喘，止心痛。粥丸，薑湯下三十丸。

痰方 黄芩空心 香附 半夏薑製 貝母

以上治濕痰。加瓜蔞仁、青黛作丸子，治熱痰。

中和丸 治濕痰氣熱。蒼术 黄芩 香附 半夏各等分

爲末，粥丸。

燥濕痰方 亦治白濁因痰者。南星一兩 半夏一兩 蛤粉二兩 青黛爲衣

右爲末，神麯糊丸。

痰嗽方 黄芩一兩半，酒浸洗 滑石半兩 貝母一兩 南星一兩 風化硝二錢半 白芥子半兩，去油〔一〕

右爲末，湯浸蒸餅爲丸。

導痰湯 半夏四兩 南星 橘皮 枳殼 赤茯苓一兩 甘草半兩

用生薑煎服。

千緡湯 半夏七枚，泡製，四片破之 皂角一寸二分，去皮，炙 甘草一寸，炙 生薑

〔一〕「油」：慎修堂本、正脈本作「殼」。

如指大煎服，治喘。

治痰方 南星 半夏 滑石 輕粉各三錢 巴豆三十粒

右用皂角仁浸濃汁，丸如梧桐子大，每服五七〔一〕丸。

黄連化痰丸 黄連一兩 陳皮五錢 吴茱萸一錢，酒浸 半夏一兩半〔二〕

右爲末，入桃仁二十四個，研如泥，和匀，神麯糊丸如緑豆大，每服百丸，薑湯送下。

消痰方 益元散七錢 吴茱萸三錢

治鬱痰方 白僵蠶 杏仁 瓜蔞 訶子 貝母

〔一〕「七」：慎修堂本、正脉本作「十」。

〔二〕「半」：慎修堂本、正脉本作「五錢」。

喘

戴云：有痰喘，有氣急喘，有胃虚喘，有火炎上喘。痰喘者，凡喘便有痰聲；氣急喘者，呼吸急促而無痰聲；有胃虚喘者，抬肩擷肚，喘而不休；火炎上喘者，乍進乍退，得食則減，食已則喘。大概胃中有實火，膈上有稠痰，得食咽墜下稠痰，喘即止。稍久，食已入胃，反助其火，痰再昇上，喘反大作。俗不知此，作胃虚，治以燥熱之藥者，以火濟火也。昔葉都督患此，諸醫作胃虚治之，不愈，後以導水丸利五六次而安矣。

凡久喘，未發以扶正氣爲要，已發以攻邪爲主。

有氣虚短氣而喘，有痰亦短氣而喘。有陰虚，自小腹下火起而上者。

喘急有風痰者，《婦人大全〔一〕方》千緡湯。陰虚有痰喘急者，補陰降火，四物湯

〔一〕「全」：周氏本其下有「良」字。

加枳殼、半夏。氣虚者，人參、蜜炙黄柏、麥門冬、地骨皮之類。大概喘急之病，甚不可用苦藥、凉藥，火氣盛故也，可用導痰湯加千緡湯治之。諸喘不止者，用劫藥一二帖則止之。劫藥之後，因痰治痰，因火治火。椒目碾極細末，用一二錢，以生薑湯調下，止之。又法：用蘿蔔子蒸熟爲君，皂角燒灰，等分爲末，以生薑汁煉蜜爲丸，小桐子大。每服五七十丸，噙化下之，效〔一〕。

哮

專主於痰，宜吐法。

治哮必用薄滋味，不可純用凉藥，必帶表散。

治哮〔二〕方 用鷄子略敲，殼損膜不損，浸於尿缸内，三四日夜取出，煮熟食之，

〔一〕「效」：原脱，據正脈本、周氏本補。

〔二〕「哮」：原作「積」，據慎修堂本、正脈本改。

效。蓋鷄子能去風痰。

痢

身熱，後重，腹痛，下血。

戴云：痢雖有赤白二色，終無寒熱之分，通作濕熱治。但分新舊，更量元氣，用藥與赤白帶同。

身熱：挾外感，不惡寒，小柴胡湯去人參。惡寒發熱爲表證，宜微汗和解，蒼术、川芎、陳皮、芍藥、甘草、生薑，煎服。

後重：積與氣鬱，墜下，兼昇兼消。或氣行血和，積少，但虚坐努力，此爲亡血，倍用歸身、尾，却以生芍藥、生地黄、桃仁佐之，復以陳皮和之。或下痢而大孔痛者，此因熱流於下也，用木香、檳榔、黄芩、黄連炒、乾薑。或痢〔一〕退減十之七

〔一〕「痢」：原作「纏」，據慎修堂本、正脈本改。

八，積已盡，糟粕未實，當炒芍藥、炒白朮、炙甘草、陳皮、茯苓湯下固腸丸三十粒。然固腸丸性燥，有去濕實腸之功，恐滯氣未盡者，不可遽用此藥，只宜單服此湯可也。或痢後糟粕未實，或食稍多，或飢甚方食，腹中作痛者，切勿驚恐，以白朮、陳皮各半盞煎服，和之則安。或久痢後，體虛氣弱，滑泄不止，又當以訶子、肉豆蔻、白礬、半夏之類，擇用以澀之，甚則加牡蠣，然須以陳皮爲佐。若大澀，亦能作痛。又甚者，灸天樞、氣海。

古方用厚朴爲瀉凝滯之氣，然朴太温而散氣，久服大能虚人，滯氣稍行即去之，餘滯未盡，以炒枳殼、陳皮。然枳殼亦能耗氣，比之厚朴少緩，比陳皮亦重，滯退一半，當去之，只用陳皮以和諸藥。陳皮去白，有補瀉之兼才，若爲參、朮之佐，亦能補也。

凡痢疾腹痛，必以白芍藥、甘草爲君，當歸、白朮爲佐。惡寒痛者加桂，惡熱痛者加黄柏。達者更能參以歲氣時令用藥，則萬舉萬全，豈在乎執方而已哉！

諸不治證：下痢純血者，必死；下痢如塵腐色者，死；下痢如屋漏者，死；下痢如竹筒注者，不可治；下痢如魚腦者，半生半死。

噤口痢

胃口熱甚故也。

黄連，多加人參煮湯，終日呷之，如吐了再吃，開以降之。人不知此，多用温藥甘味，此以火濟火，以滯益滯，哀哉！

一方：臍中用田螺盦之，以引下其熱。

亦有誤服熱藥、澀藥之毒犯胃者，當明審以祛其毒。

痢方 亦作丸。大黄　黄連　黄芩　黄柏　枳殼　當歸　白芍藥　滑石　甘草　桃仁　白术各等分

右爲末，神麯糊丸。

孫郎中因飲水過多，腹脹，瀉痢帶白。蒼术、白术、厚朴、茯苓、滑石。上煎，下保和丸。

小兒八歲，下痢純血，以食積治。蒼术、白术、黄芩、白芍、滑石、茯苓、甘

草、陳皮、炒麯。上煎，下保和丸。

又下痢發〔一〕熱不止者，屬陰虚，用寒凉藥，兼昇藥、熱藥。

泄瀉

濕，氣虚，火，痰，食積。

戴云：凡瀉水、腹不痛者，是濕也；飲食入胃不住，或完穀不化者，是氣虚也；腹痛瀉水，腹鳴，痛一陣瀉一陣，是火也；或瀉，時或不瀉，或多或少，是痰也；腹痛甚而瀉，瀉後痛减者，是食積也。

濕，燥濕兼滲泄之，四苓散加蒼术、白术。甚者，二术炒。氣虚，人參、白术、芍藥炒、升麻；火，宜伐火，利小水，黄芩、木通，入四苓散；痰積，宜豁之，海石、青黛、黄芩、神麯、蛤粉，或用吐法；食積，宜消導疏滌之，神麯、大黄。

〔一〕「發」：原作「法」，據周氏本改。

以上諸藥，皆作丸子服之。

凡泄瀉水多者，仍用五苓散治之。

世俗類用澀藥治痢與瀉，若積久而虚者或可行之，而初得之者，恐必變他疾，爲禍不小矣。殊不知多因於濕，惟分利小水，最爲上策。

止瀉方 肉豆蔻五錢 滑石春冬一兩二錢半，夏一〔一〕兩半，秋二兩

又方 **薑麯丸** 陳麯六兩，炒 陳麥亦可 茴香五錢 生薑一兩

右炒白术、炒麯、炒芍藥，或丸、或散、或湯，作丸子切當〔二〕。

脾泄

治一老人，奉養太過，飲食傷脾，常常泄瀉，亦是脾泄之疾〔三〕。

〔一〕「一」：慎修堂本、正脈本作「二」。

〔二〕「子切當」：慎修堂本、正脈本作「妙」。

〔三〕「之疾」：原脱，據慎修堂本、正脈本補。

白术二兩，炒　白芍藥一兩，酒拌炒　神麯一兩半，炒　山楂一兩半，炒　半夏一兩，洗　黄芩五錢，炒

右爲末，荷葉包，飯燒[一]爲丸。

治一老人，年七十，面白，脈弦數，獨胃脈沉滑。因飲白酒作痢，下血淡水膿[二]，後腹痛，小便不利，裏急後重。參、术爲君，甘草、滑石、檳榔、木香，蒼术最少[三]，下保和丸二十五丸。第二日前證俱減，獨小便不利，以益元散服之。

霍亂

戴云：霍亂者，吐也，有聲有物。凡有聲無物而躁亂者，謂之乾霍亂也。

〔一〕「燒」：慎修堂本、正脈本作「煨」。

〔二〕「水膿」：《丹溪心法・泄瀉十》作「膿水」。

〔三〕「最少」：《丹溪心法・泄瀉十》作「爲佐」。

轉筋不住，男子以手挽其陰，女子以手牽其乳近兩旁邊，此乃《千金》妙法也。

內有所積，外有所感，陽不昇，陰不降，乖隔而成矣。切勿與米湯吃之，立死。脈多伏，爲絶。

見成吐瀉，還用吐，提其氣起。

大法：生薑理中湯最好。有可吐者，有可下者。吐用二陳湯加減亦可，或梓樹木煎湯吐亦可。

乾霍亂

此病最難治，死在須臾，昇降不通故也。

此係內有物所傷，外有邪氣所遏。有用吐法者，則兼發散之義也。

吐提其氣，極是良法，世多用鹽湯。有用温藥解散者，其法解散，不用凉藥。

二陳湯加和解散，川芎、防風、蒼术、白芷。

嘔吐

凡有聲有物謂之嘔吐，有聲無物謂之噦。有痰隔中焦、食不得下者，有氣逆者，有寒氣鬱於胃口者，胃中有痰有熱者[一]，然胃中有火與痰而致嘔吐者多矣。朱奉議以半夏、生薑、橘皮爲主。孫真人誤以噦爲咳逆。劉河間謂嘔者火氣炎上，此特一端耳。胃中有熱，膈上有痰，二陳湯加炒梔子、黄連、生薑。久病嘔者，胃虚不納穀也，生薑、人參、黄芪、白术、香附。

惡心

有熱，有痰，有虚。

[一]「者」：原脱，據慎修堂本、正脈本補。

戴云：惡心者，無聲無物，但心中欲吐不吐，欲嘔不嘔。雖曰惡心，非心經之病，其病皆在胃口上，宜用生薑，蓋能開胃豁痰也。皆用生薑，隨證用〔一〕藥。

翻胃

即膈噎。膈噎乃翻胃之漸，《發揮》備言。

戴云：翻胃有四：血虚、氣虚、有熱、有痰。血虚者，脈必數而無力；氣虚者，脈必緩而無力；氣血俱虚者，則口中多出沫，但見沫大出者，必死。有熱者，脈數而有力；有痰者，脈滑數。二者可治。血虚者，四物爲主；氣虚者，四君子爲主。熱以解毒爲主；痰以二陳爲主。

大約有四：血虚、氣虚、有熱、有痰。兼病，必用童便、竹瀝、薑汁、牛羊乳。糞如羊屎者，斷不可治，大腸無血故也。

〔一〕「用」：《丹溪心法·惡心三十》作「佐」。

痰用二陳湯爲主，寸關脈沉，或伏而大。有氣滯結者，通氣之藥皆可用也，寸關脈沉而濇。氣虚，四君子湯爲主；血虚，四物湯爲主。左手脈無力，大〔一〕不可用香燥之藥，服之必死，宜薄滋味。

馬剥兒燒灰存性，一錢重，好棗肉、平胃散二錢，温酒調服，食即可下，然後隨病源調理，神效。

陳皮二斤三兩　厚朴三斤二兩　甘草三十兩　蒼术五斤

傷食

戴云：惡食者，胃〔二〕中有物。導痰補脾。

二陳湯加白术、山楂、川芎、蒼术。

〔一〕「大」：庚子本作「切」。

〔二〕「胃」：慎修堂本、正脈本作「胸」。

痞

食積兼濕。東垣有法有方。

又**痞滿方**　吴茱萸三兩　黄連八兩

粥爲丸。

軟石膏研末，醋丸如緑豆大，瀉胃火、食積、痰。

噯氣

胃中有火，有痰。

南星　半夏　軟石膏　莎草根

或湯，或丸。

吞酸

戴云：濕熱在胃口上，飲食入胃，被濕熱鬱遏，其食不得傳化，故作酸也。如穀肉在器，濕熱則易爲酸也。必用茱萸，順其性而折之。反佐：茱萸〔一〕、黄連。

嘈雜

只是痰因火動。

戴云：此即俗謂之心嘈也。

梔子、薑炒黄連不可無。梔子、黄芩爲君。

南星、半夏、橘皮，熱多加青黛。

〔一〕「茱萸」：周氏本無。

肥人嘈雜，二陳湯加撫芎，用蒼术、白术、炒梔子。

五疸

不用分五，同是濕熱，如盦麯相似。

戴云：五疸者，周身皮膚并眼如梔子水染。因食積黄者，量其虚實，下其食積。其餘但利小便爲先，小便利白，即黄自退。

輕者，小温中丸；重者，大温中丸。熱多者，加黄連；濕多者，茵陳、五苓散加食積藥。

消渴泄瀉

先用白术、白芍藥，炒爲末。調服，後却服消渴藥。

消渴，養肺、降火、生血爲主，分上、中、下治。

黄連末　天花粉末　人乳　生藕汁　生地黄汁

右二物汁爲膏，入上藥搜和，佐以薑汁，和蜜湯爲膏，徐徐留於舌上，以白湯少許送下。能食，加軟石膏。

瓜蔞根，治消渴神藥。

水腫

戴云：水腫者，通身皮膚光腫如泡者是也。以健脾滲水，利小便，進飲食。元氣實者可下。

此因脾虚不能制水，水漬妄行，當以參、术補。脾氣得實，則自能健運，自能昇降，運動其樞機，則水自行，非五苓之行水也。宜補中行濕、利小便，切不可下。二陳湯加白术、人參爲主，佐以蒼术、炒梔子、黄芩、麥門冬，制肝木。若腹脹，少佐厚朴；氣不運，加木香、木通；氣若陷下，升麻、柴胡提之。隨證加減，必須補中。

產後必用大補氣血爲主，少佐以蒼术、茯苓，使水自降。用大劑白术補脾。壅滿用半夏、陳皮，香附監之。有熱當清肺，麥門冬、黄芩之屬。

一方：用山梔子，去皮取仁，炒，捶碎，米飲送下。若胃脘熱，病在上者，帶皮用。

鼓脹

又名單鼓，其詳在《格致》論中。

大補中氣，行濕，此乃脾虚之甚。須必遠音樂，斷厚味，以大劑人參、白术，佐以陳皮、茯苓、蒼术之類。有血虚，當以四物湯行血。

脈實兼人壯盛者，或可用攻藥，便用〔一〕收拾，白术爲主。厚朴治腹脹，因味辛，以散其氣在中焦故也。

〔一〕「用」：《丹溪心法·鼓脹三十九》作「可」。

自汗

屬氣虚，濕[一]熱，陽虚。

東垣有法有方，人參、黄芪，少佐桂枝。陽虚，附子亦可用。

撲法 牡蠣 麸皮 藁本 糯米 防風 白芷 麻黄根爲末，周身撲之。

火氣上蒸胃中之濕，亦能作汗。凉膈散主之。

痰證亦有汗者。

盗汗

血虚，陰虚。

〔一〕「濕」：其上原衍「虚」字，據慎修堂本、正脈本删。

戴云：盜汗者，睡則汗自出，覺則無矣，非若自汗而自出也。小兒不須治。

東垣有法有方，當歸六黄湯。

盜汗方 白术四兩。一兩用黄芪同炒，一兩用石斛同炒，一兩用牡蠣末同炒，一兩用麩皮同炒，各微黄色。餘藥不用，只用白术

右爲細末，每服三錢，用粟米湯調下，盡四兩爲效。

呃逆

有痰，氣虚，陰火，視其有餘、不足治之。

戴云：呃逆者，因痰與熱，胃火者極多。

不足者，人參白术湯下大補丸。

有餘并痰者，吐之，人參蘆之屬〔一〕。

〔一〕「有餘并痰者，吐之，人參蘆之屬」：原作「有餘者，須用黄芩麥門冬之屬」，據慎修堂本、正脈本改。

頭風

有痰者多。

左：屬風，荆芥、薄荷；屬血虚，川芎、當歸、芍藥。

右：屬痰，蒼术、半夏；屬熱，黄芩。

搐藥，有用蓽茇、猪膽。

頭痛

多主於痰。痛甚者火多。亦有可吐者，亦有可下者。

清空膏治諸般頭痛，除血虚頭痛不治。血虚頭痛，自魚尾上攻頭痛，必用川芎當歸湯。

古方有追涎藥，出東垣《試效》：羌活　防風　黄連各一兩，炒　柴胡七錢　川芎

二錢　甘草一兩半，炙　黄芩三兩，刮取〔一〕黄色，銼碎一半，酒炒一半

右爲末，每服二錢匕〔二〕，熱盞内入茶少許，湯調如膏，抹在口内，少用湯送下，臨卧服之。

頭眩

痰挾氣虚、火，治痰爲主，挾補氣藥并降火藥。屬痰，無痰則不能作眩；屬火，痰因火動。又有濕痰者，有火多者。

左手脈數，熱多；脈澀，有死血。右手脈實，痰積；脈大，必是久病。

〔一〕「取」：慎修堂本、正脈本作「去」。

〔二〕「匕」：《丹溪心法·頭痛六十八》無。

頭暈

火動其痰。

二陳湯加黄芩、蒼朮、羌活，散風行濕，或用防風行濕之劑可也。

昔有一老婦，患赤白帶一年半，是頭眩，坐立不久，睡之則安。專用治赤白帶，除之，其眩自安矣。

眉稜痛

風熱痰，作風痰治，類痛風。

白朮，酒黄芩末，茶調。

又方　川烏頭、草烏二味爲君，童便浸洗，炒去毒，細辛、黄芩、羌活、甘草佐之。

耳聾

少陽、厥陰熱多，皆屬於熱，耳鳴者也。

戴云：亦有氣閉者，蓋亦是熱。氣閉者，耳不鳴也。

蓖麻子四十九粒　棗肉十個

右入人乳，搗成膏子，石頭上略曬乾，便丸如桐子大，以綿裹塞於耳中。

又方　用鼠膽〔一〕入耳中，尤好，仍開痰，散風熱。

大病復〔二〕，須用四物湯降火。

有陰虛火動耳聾者，亦如上法。

〔一〕「鼠膽」：《丹溪治法心要·耳第八十五》作「雄鼠膽」。

〔二〕「復」：慎修堂本、正脈本作「後」。

金匱鉤玄卷第二

心痛

即胃脘痛。

心痛，雖日數多，不吃飲食，不死。若痛方止便吃，還痛，必須三五服藥後，方可吃物。

大凡心膈之痛，須分新久。若明知身受寒氣，口食寒物而病，於初得之時，當以温散或温利之藥。若曰病得之稍久，則成鬱矣。鬱則蒸熱，熱則久必生火，《原病式》

中備言之矣。若欲行温散〔一〕，寧無助火添病耶？由是古方中多以山梔爲熱藥之向導，則邪伏而病易退，正易復而病易安。雖然，病安之後，若縱恣口味，不改前非，病復作時，必難治也。

山梔，炒，去皮，每十五個濃煎湯一呷，入生薑汁令辣，再煎小沸服。或入芎一錢，尤妙。山梔大者，用七個或九個。大概胃口有熱而作痛，非山梔子不可，佐以薑汁，或半夏、橘紅各五，黄芩三，甘草一。

用二陳湯加蒼、芎，倍加炒梔。痛甚者，加炒乾薑從之，反治之法。心痛輕者，散之，麻黄、桂枝；重者，加石鹹、川芎、蒼术。梔子必炒去皮用，作丸服之。

凡治病，必須先問平日起居如何，假如心痛有因平日喜食熱物，以致死血流於胃口作痛，用桃仁承氣湯下之，切記！輕者用韭汁、桔梗，能開提氣血，藥中兼用之。

以物拄按痛則止者，挾虚也，以二陳湯加炒乾薑和之。有蟲痛者，面上白斑，唇紅，能食，屬蟲，治苦楝根、錫灰之類。脈堅實，不大便者，下之。

〔一〕「散」：原作「利」，據慎修堂本、正脈本改。

痛甚者，脈必伏，多用温藥，不用參、术，可用附子。

諸痛不可用補氣藥。

客寒犯胃，草豆蔻丸用之。熱亦可用，止用一二服。

草豆蔻一錢四分，裹[一]燒熱，去皮　吴茱萸湯泡，洗去梗，焙秤[二]　益智仁　白僵蠶　橘皮　人參　黄芪各八分　生甘草　歸身　炙甘草　青[三]皮各六分　麯末　薑黄各四分　桃仁七個，去皮　半夏一錢，洗　麥蘖一錢半，炒黄　澤瀉一錢，小便多減半　柴胡四分　詳膈下痛，多爲用之。

右一十八味，除桃仁另研如泥外，餘極細末，同桃仁研匀，用湯泡蒸餅爲丸，如桐子大，每服三十丸，食遠，用熱白湯送下，旋斟酌多少用之。

又方　用黄荆子炒焦爲末，米飲調服。亦治白帶。

〔一〕「裹」：《丹溪治法心要·心痛第四十三》其上有「麵」字。

〔二〕「秤」：《脾胃論·卷下》作「乾」。

〔三〕「青」：慎修堂本、正脈本作「桂」。

又方　脾痛，用海蛤粉，佐以香附末，用川芎、山梔、生薑煎辣湯，調服爲佳。

又方　單用牡粉，酒調下一二錢。氣實不可用。

腰疼

濕熱，腎虚，瘀血。

濕熱腰疼者，遇天陰或坐久而發者是。腎虚者，疼之不已者是也。瘀血者，日輕夜重者是也。

脈大者腎虚，用杜仲、龜版、黄柏、知母、枸杞、五味之類，用猪脊髓丸。脈澀者瘀血，用補陰丸中加桃仁、紅花。濕熱者，用蒼术、杜仲、黄柏、川芎。痰者，用南星。

凡諸痛皆屬火，寒凉藥不可峻用，必用温散之藥。

諸痛不可用人參，蓋人參補氣，氣旺不通而痛愈甚。

臍下忽大痛者，人中如黑色者，多死，難治也。人面上忽有紅點者，多死。

脅痛

肝火盛，木氣實，有死血，肝急，有痰流注。

木氣實：川芎、蒼术、青皮、當歸、龍薈丸瀉火要藥。

死血：桃仁、紅花、川芎。

痰流注：二陳湯加南星、蒼术、川芎。

肝苦急：急食辛以散之，用撫芎、蒼术。血病，入血藥中行血。

脅痛甚者，用薑汁下龍薈〔一〕丸，肝火盛故也。

咳嗽脅痛，二陳湯加南星、多〔二〕香附、青皮、青黛、薑汁。

〔一〕「薈」：原脱，據慎修堂本、正脈本補。

〔二〕「多」：庚子本作「炒」。

腹痛

有寒，積熱，死血，食積，濕痰。

戴云：寒痛者，綿綿痛而無增減者是；時痛時止者，是熱也；死血痛者，每痛有處、不行移者是也；食積者，甚欲大便，利後痛減者是；濕痰者，凡痛必小便不利。

脈弦强者，食；脈滑者，痰。

滑〔一〕痰多作腹痛，用台芎、蒼术、香附、白芷，生薑汁入湯服。腹中水鳴，乃火擊動其水也，二陳湯加黄芩、黄連、梔子。

凡心腹痛，必用温散，此是鬱結不散，阻氣不運，故病在下者多屬食，宜温散之。

一老人腹痛，年高不禁下者，用川芎、蒼术、香附、白芷、乾薑、茯苓、滑石。

〔一〕「滑」：《丹溪心法》《丹溪治法心要》作「清」，《玉機微義》作「濕」。

痛風

四肢百節走痛：風熱，風濕，血虚，有痰。

大法之方：

蒼术　南星　川芎　白芷　當歸　酒黄芩

在上者加羌活、桂枝、桔梗、威靈仙；在下者加牛膝、防己、木通、黄柏。血虚者，多用川芎、當歸，佐以桃仁、紅花。

薄桂治痛風。無味而薄者，獨此能横行手臂，領南星、蒼术等治之。

上中下痛風方　威靈仙三錢　南星一〔一〕兩　台芎一兩　桃仁五錢　白芷半兩　桂枝三錢　防己半錢　蒼术二兩　黄柏二兩，酒浸炒　紅花一錢半　羌活三錢　神麯一兩，炒　草龍膽五分

〔一〕「一」：正脈本作「二」。

張子元氣血虛，有痰濁，陰火痛風：

人參一兩　白术二兩　黄柏二兩，炒黑色　山藥一兩　海石一兩　鎖陽五錢　乾薑五錢，燒灰　南星一兩　敗龜版二兩，酒炙　熟地黄二兩

粥爲丸。

治臂痛：

半夏一錢　陳皮五分　茯苓五分　蒼术一錢半　酒芩一錢　威靈仙三分　白术一錢　甘草少許，炒　南星一錢　香附一錢

勞瘵

其主在乎陰虛，痰與血病。

青蒿一斗五升　童便三斗

文武火熬，約童便減二斗，去蒿，熬至一斗，入猪膽汁七個，再熬數沸，甘草末收之。

虚勞身瘦屬火，因火燒爍。
勞病，四物湯加人尿、薑汁。

咳血

痰盛，身熱，多是血虛。

戴云：咳血者，嗽出痰内有血者是；嘔血者，嘔全血者是；咯血者，每咯出皆是血疙瘩；衄血者，鼻中出血也；溺血，小便出血也；下血者，大便出血也。雖有名色分六，俱是熱證，但有虛實、新舊之不同。或妄言爲寒者，誤也。

青黛　訶子　山梔　海石　瓜蔞仁

右爲末，薑汁蜜調，噙化。嗽甚者，加杏仁。後以八物湯加減調理。

身熱多是血虛，四物湯加減。

嘔血

火載血上，錯經妄行。

脈大、發熱、喉中痛者，是氣虛。用人參、黄芪蜜炙、黄柏、荆芥，并當歸、生地黄用之。

嘔血，用韭汁、童便、薑汁磨鬱金同飲之，其血自清。

火載血上，錯經妄行，四物湯加炒梔子、童便、薑汁。山茶花、童便、薑汁，酒調。

鬱金末治吐血，入薑汁、童便。

痰帶血絲出者，童便、薑汁、竹瀝。

又方　用韭汁、童便二物相合，用鬱金細研，入在二物之内同飲，其血自消。

又方　治衄血上行，鬱金，如無，山茶、薑汁、童便和好酒調服，即止之。

咯血

薑汁、童便、青黛入血藥中用之，加四物湯、地黄膏、牛膝膏之類。

衄血

凉血行血爲主，犀角地黄湯入鬱金同用。

經血逆行，或血腥，或唾血、吐血，用韭葉汁，立效。

溺血

屬熱。

山梔子炒，水煎服。或用小薊、琥珀。

有血虚者，四物湯加牛膝膏。

下血

不可純用寒凉藥，必於寒凉藥中用辛味并温，如酒浸炒凉藥、酒煮黄連之類。有熱，四物湯加炒梔子、升麻、秦艽、膠珠。下血屬虚，當温〔一〕散，四物湯加炮乾薑、升麻。

又方　用白芷五倍子丸。

凡用血藥，不可單行單止。

有風邪下陷，宜昇提之。蓋風傷肝、肝生血故也。有濕傷血，宜行濕消熱可也。《内經》謂身熱即死，寒則生。此亦是大概言之，必兼證詳之則可。今豈無身熱生、寒而死者？

〔一〕「温」：慎修堂本、正脈本作「歸」。

脈沉小流連或微者，易治；脈浮大洪數者，難愈。宜滑不宜弦。

仲景治痢，可温者五法，可清者十法。或解表，或利小便，或待其自已，區分易治、難治極密，但與瀉同，立法不分，學人當辨之。

大孔痛，一曰温之，一曰清之。久病、身冷、自汗、脈沉小者，宜温；暴病、身熱、脈浮洪者，宜清。

有可吐者，有可下者，有可汗者。

初得時，原氣未虛，必推蕩之，此通用[一]之法。稍久氣虛，則不可。

先水泄，後膿血，此脾傷[二]腎，賊邪難愈；先膿血，後水泄，此腎傷[三]脾，微邪易愈。

如豆汁者，濕也。蓋脾胃爲水穀之海，無物不受，常兼四臟。故如五色之相雜，

[一]「通用」：庚子本其上有「通因」二字。
[二]「傷」：慎修堂本、正脈本作「傳」。
[三]「傷」：慎修堂本、正脈本作「傳」。

當先通利，此迎而奪之之義。如虚者，亦宜審之。

因熱而作，不可用巴豆等藥。如傷冷物者，或可用，亦宜謹之。

又有時疫作痢，一方一家之内，上下傳染相似，却宜明運氣之勝，復以治之。

腸風

獨在胃與大腸出。

黄芩　秦艽　槐角　升麻　青黛

夢遺

專主熱、脱精。

戴云：因夢交而出精者，謂之夢遺；不因夢而自泄精者，謂之精滑。皆相火所動，久則有虚而無寒者也。

帶下與夢遺同法治。

青黛、海石、黄柏，即〔一〕椿樹根丸。

内傷氣血，不能固守，當補，八物湯加減，吞椿樹根丸。思想成病，其病在心，安神帶補，熱則流通。

知母　黄柏　蛤粉

精滑

專主濕熱。

戴云：滑者，小便精滑下也。俱是膀胱濕熱，雖有赤白之異，終無寒熱之别。河間云：天氣熱則水渾濁，寒則澄澈清冷。由此觀之，濁之爲病，濕熱明矣。

黄柏　知母　牡蠣　蛤粉

〔一〕「即」：庚子本作「加」。

又方　良薑三錢　芍藥二[一]錢　黄柏二錢，燒灰存性　樗樹皮白皮，一兩半

右爲末，糊爲丸。每服三十丸。

濁

濕熱，有痰，有虛。赤濁屬血，白濁屬氣，寒則堅凝，熱則流通。大率皆是濕熱流注，宜燥中宫之濕，用二陳湯加蒼术、白术，燥去濕。赤者乃是濕傷血，加白芍藥。仍用珍珠粉丸加椿樹根皮、滑石、青黛等作丸。虛勞者，用補陰藥，大概不利熱藥。肥白人必多痰，以二陳湯去其熱。胃弱者兼用人參，以柴胡、升麻昇胃中之氣。丸藥用青黛、黄柏炒褐色、乾薑炒微黑色、海石、蛤粉。

胃中濁氣下流爲赤白濁者，用柴胡、升麻、蒼术、白术、二陳湯，丸藥用樗[二]

〔一〕「二」：庚子本、周氏本作「三」。

〔二〕「樗」：《丹溪心法·赤白濁四十四》其下有「皮」字。

末、蛤粉、炒薑、炒黄柏。

專主胃中之濁氣下流，滲入膀胱，用青黛、蛤粉。肝脈弦者，用青黛以瀉肝。

又方　黄柏一兩，炒黑　生柏二錢半，一作三兩　海石三〔一〕兩　神麯五錢

爲末，水丸。

有熱者，黄柏、滑石、青黛之類。

燥濕痰，南星、半夏、蛤粉。

右神麯爲丸，青黛爲衣。或用海石代麯。

張子元氣血兩虛，有痰，痛風時作，陰火間起，小便白濁，或帶下赤白。方在前痛風中。

一人便濁，常有半年，或時夢遺，形瘦，作心虛主治，珍珠粉丸和匀定志丸服。

一婦人年近六十，形肥，奉養膏粱，飲食肥美，中焦不清，濁氣流入膀胱，下注白濁，白濁即是濕痰也。

〔一〕「三」：慎修堂本作「二」。

戴云：斷用二陳湯去痰，加升麻、柴胡昇胃中之清氣，加蒼术去濕，白术補胃，全在活法。服四帖後，濁減大半，覺胸滿，因柴胡、升麻昇動其氣，痰阻滿閉，用二陳湯加炒麯、白术。素無痰者，昇動胃氣不滿。

丸藥方：青黛　椿皮　蛤粉　滑石　乾薑炒　黄柏炒

右爲末，炒神麯糊丸。仍用前燥濕痰丸，亦能治帶。

又方〔一〕　滑石利竅，黄柏治濕熱，青黛解鬱結〔二〕，蛤粉鹹寒入腎，炒乾薑味苦，斂肺氣下降，使陰血生。乾薑鹽製用〔三〕之。

淋

皆屬於痰熱。

〔一〕「又方」：《丹溪治法心要·濁第七十》作「戴氏論云」。
〔二〕「鬱結」：《丹溪治法心要·濁第七十》作「熱」。
〔三〕「用」：原脱，據庚子本、周氏本補。

淋者，小便淋漓，欲去不去，不去又來，皆屬於熱也。解熱利小便，山梔子之類，用苦杖、〔一〕甘草煎服，諸藥中皆加牛膝。老人亦有氣虚者，人參、白术中帶木通、山梔。亦有死血作淋者，以牛膝作膏。此證亦能損胃不食。

小便不通

氣虚，血虚，痰，風閉，實熱。

吐之以提其氣，氣昇則水自下，蓋氣承載其水也。

氣虚，用人參、黄芪、升麻等先服後吐，或參、芪藥中探吐。血虚，四物湯先服後吐，芎歸湯吐亦可。痰多，二陳湯先服後吐。皆用探吐。痰氣閉塞，二陳湯加木

〔一〕「杖」：原脱，據庚子本補。

香〔一〕、香附探吐。實熱利之。

一婦人脾疼，後患大小便不通，此是痰隔中焦，氣滯於下焦。二陳湯加木通，初吃後，煎渣吐之。

關格

戴云：關格者，謂膈中覺有所礙，欲昇不昇，欲降不降，欲食不食，此爲氣之横格也。

必用吐，提其氣之横格，不必在出痰也。

有痰，以二陳湯吐之，吐中便有降。有中氣虚不運者，補氣藥中昇降。

〔一〕「香」：《丹溪治法心要·小便不通第七十三》作「通」。

小便不禁

屬熱，屬虚。

戴云：小便不禁，出而不覺，赤者有熱，白者爲氣虚也。熱者，五苓散加解毒散；虚者，五苓散加四物湯。

癇

驚，痰，宜吐。

戴云：癇者，俗曰猪癲風者是也。

大率行痰爲主。

黄連　南星　瓜蔞　半夏

尋痰尋火，分多少治，無不愈。分痰分熱：有熱者，以凉藥清其心；有痰者，必用吐藥，吐後用東垣安神丸〔一〕。

此證必用吐，吐後用平肝之藥，青黛、柴胡、川芎之類。

健忘

戴云：健忘者，爲事有始無終，言談不知首尾。此以爲病之名，非比生成之愚頑、不知世事者。

精神短少者多，亦有痰者。

怔忡

大故屬血虚。

〔一〕「安神丸」：《丹溪治法心要·癇證第七十六》作「朱砂安神丸」。

有慮便動，屬虚。時作時止，痰因火動。

戴云：怔忡者，心中不安，惕惕然如人將捕者是也。

瘦人多是血少，肥人屬痰，尋常者多是痰。

真覺心跳者，是血少，用四物[一]、安神之類。

驚悸

血虚，用朱砂安神丸。

痓

大率與癇病相似。

〔一〕「四物」：《丹溪心法·驚悸怔忡六十一》其下有「朱砂」二字。

多是血〔一〕虚有火兼痰，人參、竹瀝之類，不用兼風藥。

血塊

一名積瘕。

塊在中爲痰飲，在右爲食積，在左爲血積。

氣不能作塊成聚，塊乃有形之物，痰與食積、死血，此理曉然。醋煮海石、三棱、莪术、桃仁、紅花、五靈脂、香附之類〔二〕。白术湯〔三〕吞下瓦壟子，能消血塊，次消痰。

治塊，當降火、消食積，食積即痰也。

〔一〕「血」：《丹溪心法・痓五十八》作「氣」。

〔二〕「類」：《丹溪心法・積聚痞塊五十四》其下有「爲丸」二字。

〔三〕「白术湯」：《丹溪心法・積聚痞塊五十四》作「石碱白术湯」。

行死血，塊去須大補。石碱一物，有痰積，有血塊可用，洗滌垢膩，又消食積。

吐蟲

以黑錫炒成灰，檳榔末、米飲調下。

癥瘕

戴云：積聚癥瘕，有積聚成塊，不能移動者是癥；或有或無，或上或下，或左或右者是瘕。

用蜀葵根煎湯，煎人參、白术、陳皮、青皮、甘草梢、牛膝成湯，入細研桃仁、玄明粉各少許，熱飲一服，可見塊下。病重，補接之後，加減再行。

消塊丸　即《千金》大硝石丸。止可磨塊，不令人困，須量虛實而用可也。

硝石六兩　大黄八兩　人參　甘草各三兩

右爲末，以三年苦酒三斗，置銅器中，以竹片作準，每入一升作一刻，柱〔一〕器中熬。先納大黄，不住手攪，使微沸，盡一刻，乃下餘藥。又盡一刻，微火熬使可丸，則取丸如鷄子中黄大，每服一丸，米飲下。如不能大丸，則作小丸，如桐子大，每服三十丸。後〔二〕下如鷄肝，如米泔，赤黑等色。下後忌風冷，淡〔三〕軟粥將理。

又三聖膏　未化石灰半斤，爲末，瓦器中炒令淡紅色，提出火外，候熱少減，次下大黄末　大黄一兩，爲末，就爐炒，伺熱減，入桂心末　桂心半兩，爲末，略炒，入米醋熬成膏藥，厚〔四〕攤，貼患處

貼積聚塊　大黄　朴硝各一兩

右爲末，用大蒜搗膏，和匀貼之。

〔一〕「柱」：《丹溪心法·積聚痞塊五十四》其下有「竪」字。

〔二〕「後」：《丹溪心法·積聚痞塊五十四》其上有「服」字。

〔三〕「淡」：《丹溪心法·積聚痞塊五十四》作「啖」。

〔四〕「厚」：《丹溪心法·積聚痞塊五十四》其下有「紙」字。

痞塊在皮裏膜外，須用補氣，香附開之，兼二陳湯。加補氣藥，先須斷厚味。

茶癖

石膏　黄芩　升麻

右爲末，砂糖水調服。

癭氣

先須斷厚味。

海藻一兩　黄蘗二兩

右爲末，以少許置於掌中，時時舐之，津咽下。如消三分之二，須止後藥服。

食積一方，乃在婦人門食積條下。

疝

濕熱痰積，流下作痛，大概因寒鬱而作也，即是痰飲、食積并死血。

戴云：疝本屬厥陰肝之一經，余嘗見俗説小腸、膀胱下部氣者，皆妄言也。

子和云：疝本肝經，宜通勿塞。只此見治之法，專主肝經，與腎絶無干，不宜下。

癩，濕多。疝氣，灸大敦穴。

食積與瘀血成痛者：

梔子　桃仁　山楂　枳實　吴茱萸

右爲末，生薑汁、順流水作湯，調服。

按之不定，必用桂枝，屬虚。

桂枝　山梔炒　烏頭細切，炒

右爲末，薑汁爲丸。每服三十丸，劫痛。

治疝方　定痛速效。濕勝者加荔枝。

枳殼十五個　山梔炒　糖球炒　茱萸炒

又方　守效[一]丸　治癩不疼者要藥[二]。

蒼术　南星　白芷　山楂　川芎　半夏　枳實

爲末，神麯作丸。

治陽明受濕熱，傳入大腸，惡寒發熱，小腹連毛際結核，悶痛不可忍。

山梔炒　枳殼炒　桃仁炒　山楂等分

右研細，砂鉢内入生薑汁，用水一盞，煎令沸，熱服之。

治諸疝發時，用海石、香附二味爲末，以生薑汁湯調服。亦能治心痛。

治疝方[三]　梔子　桃仁　橘核　茱萸　川烏

右碾，煎服。

〔一〕「效」：原脱，據周氏本、《丹溪心法・疝痛七十四》補。

〔二〕「不疼者要藥」：原作「要藥不疼者」，據《丹溪心法・疝痛七十四》乙轉。

〔三〕「治疝方」：《丹溪心法・疝痛七十四》作「橘核散」。

劫藥：用烏頭細切、炒梔子、橘核散，單止痛。

脚氣

防己飲〔一〕　蒼术鹽炒　白术　防己　檳榔　川芎　犀角　甘草　木通　黄連〔二〕　生地黄酒炒　黄柏

有熱加黄芩、黄連，有痰〔三〕加竹瀝、薑汁。大熱及時令熱加石膏，大便實加桃仁，小便澀加牛膝。

有食積、流注：蒼术　黄柏　防己　南星　川芎　白芷〔四〕　犀角　檳榔

血虚加牛膝、龜板。

〔一〕「防己飲」：原脱，據《丹溪心法·脚氣五十五》補。
〔二〕「黄連」：據下文，疑衍，《丹溪心法·脚氣五十五》「防己飲」亦無此藥。
〔三〕「痰」：慎修堂本作「熱」。
〔四〕「白芷」：其下原衍「作丸」，據慎修堂本、正脈本删。

如常腫者，專主乎濕熱，朱先生有方。肥人加痰藥。

戴云：有脚氣衝心，宜四物加炒柏，再宜涌泉穴用附子，津〔一〕拌貼，以艾灸，泄引其熱。

健步丸 歸尾 芍藥 陳皮 蒼术各一兩 生地黄一兩半 大腹子三個 牛膝 茱萸各半兩 黄芩半兩 桂枝二錢

右爲末，蒸餅爲丸。每服百丸，白术、通草煎湯，食前下。

一婦人足腫，黄柏、蒼术、南星、紅花酒洗、草龍膽、川芎、牛膝酒洗、生地黄。

筋動於足大指，動上來至大腿，近腰結了〔二〕，奉養厚，因風寒作，四物湯加酒芩、紅花、蒼术、南星。

筋轉皆屬乎血熱，四物湯加酒芩、紅花。

〔一〕「津」：《丹溪心法·脚氣五十五》其下有「唾」字。

〔二〕「了」：慎修堂本、正脈本無。

大病虚脱，本是陰虚。用艾灸丹田者，所以補陽，陽生則陰生故也。不可用附子，可用參多服〔一〕。

痿

斷不可作風治而用風藥。

濕熱，痰〔二〕，無血而虚〔三〕，氣弱，瘀血。

濕熱，東垣健步方中加燥濕降陰火藥，芩、柏、蒼术之類；濕痰，二陳湯中加蒼术、白术、芩、柏之類，入竹瀝；氣虚，四君子湯中加蒼术、黄芩、黄柏之類；血虚，四物湯中加〔四〕蒼术、黄柏，下補陰丸。

〔一〕「大病虚脱……可用參多服」：《丹溪心法》在「瘟疫」門下。
〔二〕「痰」：《丹溪心法·痿五十六》其上有「濕」字。
〔三〕「無血而虚」：《丹溪心法·痿五十六》作「血虚」。
〔四〕「加」：原脱，據《丹溪心法·痿五十六》補。

亦有食積妨礙不得降者。亦有死血者。

健步丸方 羌活 柴胡 滑石炒〔一〕 甘草炙 天花粉酒製，各半兩 防己及酒〔二〕 防風 澤瀉各三錢 肉桂半錢 川烏 苦參酒製。各一錢

右爲末，酒糊丸如桐子大，每服七十丸，煎愈風湯，以空心服下之。

發熱

陰虛難治。

戴云：凡脈數而無力者，便是陰虛也。陰虛發熱，用四物湯加黄柏，兼氣虛加參、芪、白术。蓋四物湯加黄柏，是降火補陰之妙藥。

又云：陰虛發熱，用四物湯，甚者加龜版、炒黄柏。吃酒人發熱者，難治；不飲酒

〔一〕「炒」：慎修堂本、正脈本無。

〔二〕「及酒」：慎修堂本、正脈本無。

之人，若因酒而發熱者，亦難治。

一男子年三十歲，因酒發熱，用青黛、瓜蔞仁、薑汁，每日以數匙入口中，三日而愈。

陽虛惡寒

戴云：凡背惡寒甚者，脈浮大而無力者，是陽虛也。用人參、黃芪之類，甚者加附子少許，以行參、芪之氣。

一女子惡寒，用苦參一錢，赤小豆一錢，爲末，齏水〔一〕調服〔二〕，吐〔三〕用川芎、蒼术、南星、黄芩，酒麯丸。

〔一〕「齏水」：用鹽腌製鹹菜産生的黄色滷水。性味酸鹹，有「吐諸痰飲宿食」的功效。

〔二〕「調服」：原脱，據《丹溪心法·惡寒四十八》補。

〔三〕「吐」：《丹溪心法·惡寒四十八》其下有「之後」二字。

手心熱

梔子　香附　蒼术　白芷　川芎　半夏生用

爲末，麯糊丸。

手麻

此是氣虚也。

手木

東垣云：麻木，氣不行也，補肺中之氣。是濕痰、死血。十指麻是胃中有濕痰、死血。

厥

因痰，用白术、竹瀝。

厥者，手足冷也。熱厥，逆也，非寒證。因氣虚、血虚。

熱：承氣湯；外感：雙[一]解散，加薑汁酒。

面寒面熱

火起，寒，鬱熱。面寒，退胃熱。

〔一〕「雙」：原脱，據《丹溪心法·厥五十七》補。

喉痹

大概多是痰熱也，只以桐油吐之，或用射干，逆流水吐。

又方　用李實根皮一片，噙口内；更用李實根，碾，水敷項上，一遭立效。新採園中者。

纏喉風

戴云：屬痰熱。纏喉風者，謂其咽喉裏外皆腫者是也。用桐油，以鵝翎探吐。

又法　用燈油脚探吐之。

又方　用遠志去心，水調，敷項上，一遭立效。

咽喉生瘡并痛

多屬虚。血熱遊行無制，客於咽喉。人參、蜜炙黄柏、荆芥。

虚：人參、竹瀝，無實火。熱：黄連、荆芥、薄荷、硝石。

右爲細末，用蜜、薑汁調噙。

血虚，四物湯中加竹瀝。

口瘡

服凉藥不愈者，此中焦氣不足，虚火泛上無制，用理中湯，甚者，加附子，或噙官桂亦可。

又方　用西瓜漿水，口痛甚者，以此徐徐飲之。冬月，紫榴皮燒灰噙之。

酒皶鼻

血熱入肺。

四物湯加陳皮、紅花、酒炒黄芩，煎，入好酒數滴，就〔一〕炒五靈脂末服，效。

又：用桐油入黄連〔二〕，以天吊藤燒油熱〔三〕，敷之。

肺癰

已破入風者不治，搜風湯吐之。出《醫壘元戎》。

收斂瘡口，止有合歡樹皮、白蘞煎湯飲之。

〔一〕「就」：《丹溪心法·鼻病七十六》其下有「調」字。

〔二〕「連」：《丹溪心法·鼻病七十六》其下有「末」字。

〔三〕「熱」：《丹溪心法·鼻病七十六》作「熟」。

肺痿

專主養肺、養血、養氣、清金。

天疱瘡

通聖散及蚯蚓泥略炒，蜜調敷之，妙。

從肚皮上起者，裹熱發外，還服通聖散可也。

漏瘡

須先服補藥，以生氣血，即參、芪、术、歸、芎爲主，大劑服之。外以附子末、唾〔一〕和作餅如錢厚，以艾炷灸之。漏大，艾炷亦大；漏小，艾炷亦小。但灸令微熱，不可令痛，乾則易之。乾研爲末，再和再灸。如困則止，來日如前法再灸，直至肉平爲效。亦有用附片灸，仍前氣血藥作膏藥貼之。

痔漏

用五倍子、朴硝、桑寄生、蓮房煎湯，先熏後洗。腫者，用木鱉子、五倍子研細末，調敷。

漏，專以凉藥爲主。

痔漏方 人參　黄芪　當歸　川芎　升麻　枳殼　條芩　槐角〔二〕

〔一〕「唾」：《丹溪心法·漏瘡二十七》其上有「津」字。

〔二〕「角」：周氏本其下有「生地」二字。

腸癰

作濕熱、食積治，入風難治。

治漏外塞藥：爐甘石小便煅、牡礪粉。

結核

或在頸、在項、在身、在臂，如腫毒者，多痰注作核不散。治耳後、頂門各一塊。

僵蠶炒　青黛　膽星　酒大黄

右爲末，蜜丸，噙化之。

頸頰下生痰核，二陳湯加炒大黄、連翹、桔梗、柴胡。

治臂核作痛：連翹、防風、川芎、酒芩、蒼术、皂角刺。

治環跳穴痛，防生附骨癰方：以蒼术佐黄柏，行以青皮之辛，冬月加桂枝，夏月加條子黄芩，體虚者加土牛膝，以生甘草爲使，大料煎，入生薑汁帶辣，食前飲之。病甚者，加黄柏、桂枝。十數帖，發不動，少加大黄一兩帖；又不動者，恐癰將成矣，急撅地成坑，以火煅紅，沃以小便，赤身坐其上，以被席圍抱下體，使〔一〕熱氣熏蒸，腠理開、血氣暢而愈。

脱肛

氣虚，血虚，血熱〔二〕。

氣虚〔三〕，川芎、人參、黄芪、當歸、升麻。血虚，四物湯。血熱者凉血，四物湯

〔一〕「使」：原作「伏」，據庚子本、周氏本改。

〔二〕「氣虚，血虚，血熱」：慎修堂本作「血熱，氣虚，血虚」。

〔三〕「氣虚」：慎修堂本其下有「補氣陰」三字。

加炒黄柏。

諸目疾爛眼眶方

七寶膏 治暴發熱壅，有翳膜者，神效。

腦子 辰砂 硇砂 荆芥 薄荷 細辛 葳蕤去油、心、膜 蜜

各等分，燒取煙，點眼。

右粗末如香燒之，以青瓷碗涂蜜少許，覆藥上取煙，盡收之。

齒痛

用南星爲末，霜梅中奩過[一]，取其引涎，荆芥散風熱，青鹽入腎，常擦，噙之。

〔一〕「中奩過」：《丹溪心法·口齒七十八》作「五個」。

蛀牙

以蘆薈、白膠香爲末，塞蛀孔。

凡陽經風熱，牙熱，大黄、香附各熱燒存性，等分，青鹽擦之。

牙齒疏闊

用羊脛灰一兩，升麻〔一〕、黄連各〔二〕錢。

右爲末，擦之。

〔一〕「升麻」：《丹溪心法·口齒七十八》其下有「一兩」二字。

〔二〕「各」：《丹溪心法·口齒七十八》作「半」。

金匱鈎玄卷第三

婦人科

經水

經候過期而作痛者，乃虚中有熱，所以作痛。

經水不及期，血熱也，四物湯加黄連。

經候將來而作痛者，血實也，桃仁、香附、黄連。

過期乃血少也，川芎、當歸，帶人參、白术與痰藥。

過期，紫黑色有塊，血熱也，必作痛，四物湯加黄連、香附。

淡色過期者，乃痰多也，二陳湯加川芎、當歸。

紫色成塊者，乃是熱也，四物湯加黄連之類。

痰多，占住血海地位，因而下多者，目必漸昏，肥人如此，南星、蒼术、香附、川芎，作丸服。

肥人不及日數而多者，痰多、血虚有熱，前方加黄連、白术。若血枯經閉者，四物湯加桃仁、紅花。

軀肥脂滿經閉者，導痰湯加芎、連，不可服地黄，泥膈故也。如用，以生薑汁炒。

血崩

崩之爲病，乃血之大下，豈可爲寒？但血去後，其人必虚，當大補氣血。東垣有治法，但不言熱，其主於寒，學人宜再思之。

急則治其標，白芷湯調百草霜。甚者，棕櫚皮灰，後用四物湯加乾薑調理。因勞者，用參、芪帶昇補藥。因寒者，加乾薑。因熱者，加黄芩、參、芪。

崩過多者，先服五靈脂末一服，當分寒熱。五靈脂能行能止。婦人血崩，用白芷、香附爲丸。

白帶，用椒目末，又用白芷末。一方，用生狗頭骨，燒灰存性，或酒調服，或入藥服之。

又方，用五靈脂半生半熟爲末，以酒調服。

氣虚、血虚者，皆於四物湯加人參、黄芪。

漏下乃熱而虚者，四物湯加黄連。

帶下赤白

赤屬血，白屬氣，主治燥濕爲先。

帶、漏俱是胃中痰積流下，滲入膀胱，宜昇，無人知此。肥人多是濕痰，海石、半夏、南星、蒼术、川芎、椿皮、黄柏；瘦人帶病少，如有帶者，是熱也，黄柏、滑石、川芎、椿皮、海石。甚者，上必用吐，以提其氣，下用二陳湯加蒼术、白术，仍用丸子。一本作瓦壟子。

又云：赤白帶皆屬於熱，出於大腸、小腸之分。

一方：黄荆子炒焦爲末，米飲湯下，治白帶，亦治心痛。

羅先生治法：或十棗湯，或神祐丸，或玉燭散，皆可用，不可峻攻。實者可用此法，虚則不宜。

血虚者，加减四物湯；氣虚者，以參、术、陳皮間與之；濕甚者，用固腸丸。相火動者，於諸藥中少加〔一〕炒柏；滑者，加龍骨、赤石脂；滯者，加葵花；性燥者，加黄連。寒月，少入薑、附，臨機應變，必須斷厚味。

又方用〔二〕良薑、芍藥、黄柏二錢，各燒灰，入椿樹皮末一兩半。

右爲末，粥爲丸，每服三四十丸。

痰氣帶下者：蒼术　香附　滑石　蛤粉　半夏　茯苓

〔一〕「少加」：原作「加少」，據庚子本、周氏本乙轉。

〔二〕「又方用」：慎修堂本、正脈本無。

婦人上有頭風、鼻涕，下有白帶：南星　蒼术　黄柏炒焦　滑石　半夏　川芎　辛夷　牡蠣粉炒　茯苓

白帶兼痛風：半夏　茯苓　川芎　陳皮　甘草　蒼术炒浸　南星　牛膝酒洗〔一〕　黄柏酒浸，曬乾炒

子嗣

肥盛婦人不能孕育者，以其身中脂膜閉塞子宫，而致經事不能行，可用導痰湯之類。

瘦怯婦人不能孕育者，以子宫無血，精氣不聚故也，可用四物湯加〔二〕養血、養陰等藥。

〔一〕「酒洗」：慎修堂本、正脈本無。

〔二〕「加」：原脱，據《丹溪心法·子嗣九十三》補。

産前胎動

孕婦人因火動胎，逆上作喘者，急用條黄芩、香附之類。將條芩更於水中沉，取重者用之。

固胎：

地黄半錢　人參　白芍各一錢　白术一錢半　川芎　歸身尾一錢　陳皮一錢　甘草二錢　糯米一十四粒　黄連些小　黄柏些小　桑上羊兒藤七葉完者

右㕮咀，煎湯服之。

血虚不安者，用阿膠。痛者，縮砂，行氣故也。

一切病不可表。

惡阻

從痰治。

戴云：惡阻者，謂婦人有孕，惡心，阻其飲食者是也。肥者有痰，瘦者有熱，多用二陳湯。或白术爲末，水丸。隨所好，或湯或水下。

婦人懷妊愛物，乃一臟之虚。假如肝臟虚，其肝氣止能生胎，無餘物也。

血塊、死血、食積、痰飲成塊，在兩脅動作，腹鳴，嘈雜，眩暈，身熱，時作時止。

黄連一兩，一半用茱萸炒，去茱萸；一半益智炒，去益智　山梔半兩，炒　台芎半兩　香附一兩，用童便浸　蘿蔔子一兩半，炒　山楂一兩　三棱　青皮　神麯各半兩　莪术半兩，用米醋煮　桃仁半兩，留尖去皮　白芥子一兩半，炒　瓦壟子消血塊

爲末，作丸子服之。

一婦人血塊如盤，有孕，難服峻削。

香附四兩，醋煮　桃仁一兩，去皮尖　海石二〔一〕兩，醋煮　白术一兩

爲末，神麯爲丸。

〔一〕「二」：慎修堂本、正脈本作「一」。

束胎

束胎丸 第八個月服。黄芩酒炒。夏用一兩，秋用七錢半，冬用半兩　茯苓七錢半　陳皮二兩，忌火　白术二兩

粥爲丸。

束胎散 即達生散。人參半錢　陳皮半錢　白术　白芍〔一〕　歸身尾各一錢　甘草二錢，炙　大腹皮三錢　紫蘇半錢

或加枳殼、砂仁作一帖，入青葱五葉、黄楊木葉梢十個，煎。待於八九個月，服十數帖，甚得力。或夏加黄芩冬不必加，春加川芎，或有别證，以意消息。

第九個月服：

黄芩一兩，酒炒。宜熱藥，不宜凉藥。怯弱人減半　白术一兩　枳殼七錢半，炒　滑石

〔一〕「芍」：原作「蓮」，據慎修堂本、正脈本改。

七錢半，臨月十日前小便多時，減此一味

右爲末，粥爲丸，如梧桐子大。每服三十丸，空心熱湯下。不可多，恐損元氣。

安胎

白术、黄芩、炒麯[一]，粥爲丸。

黄芩安胎，乃上、中二焦藥，能降火下行。縮砂安胎治痛，行氣故也。

益母草，即茺蔚子，治産前、産後諸病，能行血養血。

難産作膏：地黄膏、牛膝膏。

胎漏

氣虚，血虚，血熱。

〔一〕「麯」：原作「麪」，據周氏本及《丹溪心法・産前九十一》改。

戴云：胎漏者，謂婦人有胎而血漏下也。

子腫

濕多。

戴云：子腫者，謂孕婦手足或頭面、通身浮腫者是也。用山梔炒一合，米飲湯吞下。《三因方》中有鯉魚湯。

難産

難産之由，亦是八九個月内不謹者。

氣血虚故，亦有氣血凝滯而不能轉運者。

催生方　白芷灰　滑石　百草霜

右爲末，芎歸湯或薑汁調服之。

治胎衣不下，《婦人大全方》别有藥[一]。

産後血暈

虚火載血，漸漸暈來。用鹿角燒灰，出火毒，研爲極細末，以好酒調，灌下即醒，行血極快也。

又方　用韭葉細切，盛於有嘴瓶中，以熱醋沃之，急封其口，以嘴塞産婦鼻中，可愈眩暈。

産後補虚：

人參　白术各一[二]錢　黄芩　陳皮　川芎各半錢　歸身尾半錢　甘草三[三]錢，炙

〔一〕「藥」：慎修堂本、正脈本作「治法」。
〔二〕「一」：慎修堂本、正脈本作「二」。
〔三〕「三」：慎修堂本、正脈本作「一」。

有熱加生薑三錢　茯苓一錢

必用大補氣血，雖有雜證，以末治之。當清熱，補血氣。

消血塊：

滑石三[一]錢　没藥一錢　麒麟竭一錢，無則牡丹皮

爲末，醋糊作丸。

瓦壟子能消血塊。

泄

川芎　黄芩　白术　茯苓　乾薑　滑石　白芍炒　陳皮

㕮咀，煎湯服。

〔一〕「三」：慎修堂本、正脈本作「二」。

惡露不盡

謂産後敗血所去不盡，在小腹作痛。五靈脂、香附末、蛤粉，醋丸。甚者入桃仁。不去尖。如惡血不下，以五靈脂爲末，神麯糊丸，白术陳皮湯下。

中風

不可作風治，切不可以小續命湯服之。必大補氣血，然後治痰，當以左右手脈，分其氣血多少而治。口眼喎斜，不可服小續命湯。

發熱惡寒

大發熱，必用乾薑，輕用茯苓，淡滲其熱。一應苦寒及〔一〕發表藥，皆不可用也。才見身熱，便不可表。發熱惡寒，皆是血虚〔二〕。左手脈不足，補血藥多於補氣藥；右手脈不足，補氣藥多於補血藥。惡寒發熱、腹滿者，當去惡血。腹滿者不是，腹痛者是。

産後不可下白芍，以其酸寒伐生發之氣故也。

産後一切病，皆不可發散。

〔一〕「及」：原作「熱」，據周氏本改。

〔二〕「血虚」：原作「氣血」，據《丹溪心法·産後九十二》改。

小兒科

小兒食積、痰熱、傷乳爲病，大概肝與脾病多。

小兒肝病多，及大人亦然。肝只是有餘，腎只是不足。

吐瀉黄疸

三棱　莪术　陳皮　青皮　神麯　麥芽　甘草　白术　茯苓　黄連

右爲末，水調服。

傷乳吐瀉者，加山楂；時氣吐瀉者，加滑石；發熱者，加薄荷。

吐瀉，用益元散，錢氏五補、五瀉之藥俱可用。

急慢驚風

發熱口瘡〔一〕，手心伏熱，痰熱，痰喘，痰嗽。并用通〔二〕法，重則用瓜蒂散，輕則用苦參、赤小豆末，須酸齏汁調服吐之。後用通聖散，蜜丸服之。

驚有二證：一者熱痰，主急驚，當直〔三〕瀉之；一者脾虚，乃爲慢驚，所主多死，當養脾。

東垣云：慢驚者，先實脾土，後散風邪。

急者，只用降火、下痰、養血；慢者，只用朱砂安神丸，更於血藥中求之。

〔一〕「瘡」：《丹溪心法·小兒九十四》作「禁」。

〔二〕「通」：《丹溪心法·小兒九十四》作「涌」。

〔三〕「直」：慎修堂本作「吐」。

黑龍丸　牛膽南星　礞石各一兩。焰硝等分煅　天竺黄　青黛各半兩　盧薈[一]二兩半　朱砂三錢　僵蠶五分　蜈蚣二錢半，火燒存性

右爲細末，煎甘草湯膏，丸如鷄頭大。每服一丸或二丸。急驚，薄荷湯下；慢驚，桔梗白术湯下。

神聖牛黄奪命散　檳榔半兩　木香三錢　大黄二兩，麵裹煨熟爲末　白牽牛一兩，一半炒，一半生用　黑牽牛粗末，一半生用，一半炒用

右爲一處，研作細末，入輕粉少許。每服二錢，用蜜、漿水調下，不拘時候，微利爲度。

疳病

胡黄連丸　胡黄連半錢，去果積　阿魏一錢半，醋煮，去肉積　麝香四粒　神麯二錢

[一]「盧薈」：庚子本、周氏本作「陀僧」。

半，去食積　黃連二錢半，炒，去熱〔一〕積

右爲末，猪膽汁丸，如黍米大。每服二十丸，白术湯下。

小兒疳病腹大：胡黃連丸二十丸，白术湯下。

痘瘡

分氣虛、血虛，補之。

氣虛用人參、白术，加解毒藥〔二〕。

但見紅點，便忌升麻葛根湯，恐〔三〕發得表虛也。

吐瀉少食爲裏虛，不吐瀉能食爲〔四〕實。裏實而補，則結癰腫。陷伏倒靨、灰白爲

〔一〕「熱」：原作「食」，據慎修堂本、正脈本改。

〔二〕「藥」：周氏本其下有「血虛，四物湯加解毒藥。酒炒芩、連，名解毒藥」十七字。

〔三〕「恐」：原脱，據《丹溪心法·痘瘡九十五》補。

〔四〕「爲」：《丹溪心法·痘瘡九十五》其下有「裏」字。

表虚，或用燒人屎；黑陷甚者，燒人屎；紅活綻凸爲表實，而後〔一〕用表藥，則要〔二〕潰爛不結痂。二者俱見，爲表裹俱虚。

痘瘡，或初出，或未出時，人有患者，宜預服此藥。多者令〔三〕少，重者令輕。方用絲瓜近蒂三寸，連瓜子、皮燒灰存性，爲末，砂糖拌〔四〕吃。入朱砂末亦可。

解痘瘡毒藥 絲瓜 升麻 酒芍藥 甘草生用 糖球 黑豆 犀角 赤小豆

解痘瘡法：已出、未出皆可用。朱砂爲末，以蜜水調服。多者可減，少者可無。

腹脹

蘿蔔子蒸 **紫蘇梗** **陳皮** **乾薑**各等分 **甘草**減半

〔一〕「後」：慎修堂本、正脈本作「復」。

〔二〕「要」：《丹溪心法·痘瘡九十五》作「反」。

〔三〕「令」：原作「合」，據《丹溪心法·痘瘡九十五》改。下句「令」字同。

〔四〕「拌」：《丹溪心法·痘瘡九十五》其下有「乾」字。

食減者加白术，煎服。

夜啼

人參一錢半　黄連一錢半，薑汁炒　甘草半錢　竹葉二〔一〕十片

作二服，加薑一片，煎服之。

口糜

戴云：滿口生瘡者便是。江茶、粉草敷之。

又方　苦參、黄丹、五倍子、青黛各等分，敷之。

〔一〕「二」：庚子本、周氏本作「三」。

脱囊腫大

戴云：脱囊者，陰囊腫大、墜下不收上之説。

木通　甘草　黄連　當歸　黄芩

煎服。

脱囊，紫蘇葉爲末，水調敷上，荷葉裹之。

脱肛

戴云：脱肛者，大腸脱下之説。

東北方陳壁上土，湯泡，先熏後洗。亦可脱囊用藥服之。

木舌

戴云：木舌者，舌腫硬不和軟也。又言重舌者，亦是此類。二者蓋是熱病，用百草霜、滑石、芒硝，爲末，酒調敷。

癮疹

黑斑、紅斑、瘡癢，用通聖散調服。

咯紅

戴云：咯紅者，即唾内有血，非吐血與咳血。黑豆、甘草、陳皮，煎服。

吃泥

胃熱故也。

軟石膏、甘草、黄芩、陳皮、茯苓、白术，煎服。

痢疾

食積：黄芩、黄連、陳皮、甘草，煎服。赤痢加紅花、桃仁，白痢加滑石末。

食積痢：炒麯　蒼术　滑石　芍藥　黄芩　白术　甘草　陳皮　茯苓

右㕮咀，煎，下保和丸。

解顱

乃是母氣虚與熱多耳。

戴云：即初生小兒頭上骨未合而開者。

右以四君子湯、四物湯，有熱加酒芩、炒黄連、生甘草，煎服；外以帛束緊，用白蘞末敷之。

蛔蟲

楝樹根爲君，佐以二陳湯，煎服。

口噤

鬱金、藜蘆、瓜蒂爲末，搐鼻。

風痰

南星半兩，切　白礬半兩，入器中，水高一指浸，曬乾，研細末入　白附子二兩用飛白麵爲丸，如鷄頭大。每服一丸或二丸，薑蜜薄荷湯化下服之。

癩頭

用紅炭淬長流水令熱，洗之。又服酒製通聖散，除大黄酒炒外，以胡荽子、伏龍肝、懸龍尾[一]、黄連、白礬爲末，調敷。

又方用：松樹厚皮二[二]兩，燒灰　白膠香二[三]兩，熬沸傾石上　黄丹一兩，飛　白礬半兩，火飛　軟石膏一兩　黄連半兩　大黄五錢　輕粉四厘

右極細末，熬熟油調敷瘡上。須先洗了瘡口，敷乃佳。

〔一〕「懸龍尾」：即房屋中大梁上所積的灰塵。

〔二〕「二」：慎修堂本、正脈本作「一」。

〔三〕「二」：正脈本作「一」。

赤瘤

生地黄、木通、荆芥，苦藥帶表之類，用芭蕉油涂患處。

鼻赤

雄黄、黄丹同敷。

一小兒好吃粽，成腹痛。黄連、白酒藥爲末，調服乃愈〔一〕。

〔一〕「一小兒……乃愈」：《丹溪心法·小兒九十四》在「小兒腹脹」下，疑誤鈔。

火豈君相五志俱有論

火之爲病，其害甚大，其變甚速，其勢甚彰，其死甚暴。何者？蓋能燔灼焚焰，飛走狂〔一〕越，消爍於物，莫能禦之。遊行乎三焦，虛實之兩途。曰君火也，猶人火也；曰相火也，猶龍火也。火性不妄動，能不違道於常，以稟位聽命，營運造化，生存之機矣。

夫人在氣交之中，多動少静，欲不妄動，其可得乎？故凡動者皆屬火。龍火一妄行，元氣受傷，勢不兩立，偏勝則病移他經，事非細故，動之極也，病則死矣。《經》所以謂一水不勝二火之火，出於天造。君相之外，又有厥陰臟腑之火，根於五志之内，六欲七情激之，其火隨起。大怒則火起於肝，醉飽則火起於胃，房勞則火起於腎，悲哀動中則火起於肺。心爲君主，自焚則死矣。丹溪又啓：火出五臟主病，曰：

〔一〕「狂」：原作「在」，據慎修堂本、正脈本改。

諸風掉眩，屬於肝火之動也；諸痛瘡瘍，屬於心火之用也；諸氣膹鬱，屬於肺火之昇也；諸濕腫滿，屬於脾火之勝也。《經》所謂一水不勝五火之火，出自人爲。

又考《内經》病機一十九條内舉屬火者五：諸熱瞀瘈，皆屬於火；諸禁鼓〔一〕慄，如喪神守，皆屬於火；諸逆衝〔二〕上，皆屬於火；諸躁〔三〕狂越，皆屬於火；諸病胕腫，疼痠驚駭，皆屬於火。而河間又廣其説，火之致病者甚多，深契《内經》之意。曰：喘嘔吐酸、暴注下迫、轉筋、小便混濁、腹脹大鼓之有聲、癰疽瘍疹、瘤氣結核、吐下霍亂、瞀鬱腫脹、鼻塞鼽衄、血溢血泄、淋閉、身熱惡寒、戰慄驚惑、悲笑譫妄、衄衊血污之病，皆少陽〔四〕君火之火，乃真心小腸之氣所爲也。若瞀瘈暴喑、冒昧、躁擾狂越、駡詈驚駭、胕腫痠疼、氣逆上衝、禁慄如喪神守、啑嘔、瘡瘍、喉啞、耳鳴及聾、嘔涌溢、食不下、目昧不明、暴注、瞤瘈、暴病暴死，此皆少陽相火之熱，乃

〔一〕「禁鼓」：慎修堂本、正脈本作「驚禁」。
〔二〕「逆衝」：慎修堂本、正脈本作「氣逆」。
〔三〕「躁」：慎修堂本、正脈本其下有「擾」。
〔四〕「陽」：疑當作「陰」。

心包絡、三焦之氣所爲也。是皆火之變見於諸病也。謂爲脈，虚則浮大，實則洪數。藥之所主，各因其屬。君火者，心火也，可以濕伏，可以水滅，可以直折，惟黄連之屬可以制之；相火者，龍火也，不可以濕折之，從其性而伏之，惟黄柏之屬可以降之。噫！瀉火之法，豈止如此，虚實多端，不可不察。以臟氣司之：如黄連瀉心火，黄芩瀉肺火，芍藥瀉脾火，柴胡瀉肝火，知母瀉腎火，此皆苦寒之味，能瀉有餘之火耳。若飲食勞倦，内傷元氣，火不兩立〔一〕，爲陽虚之病，以甘温之劑除之，如黄芪、人參、甘草之屬。若陰微陽强，相火熾盛，以乘陰位，日漸煎熬，爲火虚之病，以甘寒之劑降之，如當歸、地黄之屬。若心火亢極，鬱熱内實，爲陽强之病，以鹹冷之劑折之，如大黄、朴硝之屬。若腎水受傷，其陰失守，無根之〔二〕火，爲〔三〕虚之病，以壯水之劑制之，如生地黄、玄參之屬。若右腎命門火衰，爲陽脱之病，以温熱之劑濟

〔一〕「立」：原作「並」，據慎修堂本、正脈本改。
〔二〕「之」：慎修堂本、正脈本作「少」。
〔三〕「爲」：周氏本其下有「水」字。

之，如附子、乾薑之屬。若胃虚過食冷物，抑遏陽氣於脾土，爲火鬱之病，以昇散之劑發之，如升麻、乾葛、柴胡、防風之屬。不明諸此之類，而求火之爲病，施治何所根據？故於諸經集略其説，略備處方之用，庶免實實虚虚之禍也。

氣屬陽動作火論

捍衛冲和不息〔一〕之謂氣，擾亂妄動變常之謂火。當其和平之時，外護其表，復行於裏，周流一身，循環無端，出入昇降，繼而有常，源出中焦，總統於肺，氣曷嘗病於人也？及其七情之交攻，五志之間發，乖戾失常，清者遽變之爲濁，行者抑遏而反止，表失衛護而不和，内失健悍而少降，營運漸遠，肺失主持，妄動不已，五志厥陽〔二〕之火起焉；上燔於肺，氣乃病焉。何者？氣本屬陽，反勝則爲火矣。

〔一〕「息」：慎修堂本作「怠」。

〔二〕「陽」：原作「陰」，據慎修堂本、正脈本改。

河間有曰：五志過極則爲火也。何後世不本此議，而一概類聚香辛燥熱之劑，氣作寒治，所據何理？且言七氣湯製作，其用青皮、陳皮、三棱、蓬朮、益智、官桂、甘草，遂以爲平和可常用，通治七情所傷，混同一意，未喻其藥以治真氣。以下諸氣，尤有甚焉者，兹不復叙。况所居之情，各各不同。且夫《經》言九氣之變，未嘗略而不詳，如怒則氣上，喜則氣緩，悲則氣消，恐則氣下，寒則氣收，熱則氣泄，驚則氣亂，勞則氣耗，思則氣結。其言治法，高者抑之，下者舉之，寒者熱之，熱者寒之，驚者平之，勞者温之，結者散之，喜者以恐昇之，悲者以喜勝之。九氣之治，各有分别，何嘗混作寒治論，而類聚香熱之藥，通言而治諸氣，豈理之謂歟？若香辛燥熱之劑，但可劫滯氣，衝快於一時，以其氣久抑滯，借此暫行開發之意。藥中無佐使制伏所起之氣，服之，甚則增熾鬱火，蒸熏氣液而成積，自積滋長而成痰，一飲下膈〔一〕。氣乃氤氳清虚之象，若霧露之着物，雖滯易散。内挾痰積，開而復結，服之日久，安有氣實而不動，氣動而不散者乎？此皆人所受誤之由，習俗已久，相沿而

〔一〕「一飲下膈」：庚子本及周氏本無。

化，卒莫能救。昇發太過，香辛散氣，燥熱傷氣，真氣耗散，濁氣上騰，猶曰腎虛不能攝氣歸原，遂與蘇子降氣湯、四磨湯，下黑錫丹、養氣丹鎮墜上昇之氣。且硫黄、黑錫佐以香熱，又無補養之性，借此果能生氣而補腎乎？請熟詳之。夫濕痰盛甚者，亦或當之。初服未顯增變，由其喜墜而愈進，形質弱者，何以收救？不悟肺受火炎，子氣亦弱，降令不行，火無以制，相扇而動，本勢空虚，命絶如縷，積而至深，丹毒濟火，一旦火氣狂散，喘息奔急而死。所以有形丹石丸藥，重墜無形之氣，其氣將何抵受隨而降之乎？譬以石投水，水固未嘗沉也，豈不死歟！

丹溪有曰：上昇之氣，自肝而出，中挾相火，其熱愈甚，自覺無〔一〕冷，非真冷也。火熱似水，積熱之甚，陽亢陰微，故有此證。認假作真，似是之禍可勝言哉！《内經》雖云百病皆生於氣，以正氣受邪之不一也。今七情傷氣，鬱結不舒，痞悶壅塞，發爲諸病，當詳所起之因。滯於何經，有上下部分臟氣之不同；隨經用藥，有寒熱温凉之同異。若枳殼利肺氣，多服損胸中至高之氣；青皮瀉肝氣，多服損真氣。與

〔一〕「無」：《薛氏醫案·平治會萃》作「身」。

夫木香之行〔一〕中下焦氣、香附之快滯氣、陳皮之泄氣、藿香之馨香上行胃氣、紫蘇之散表氣、厚朴之瀉衛氣、檳榔之瀉至高之氣、沉香之昇降其氣、腦麝之散真氣，若此之類，氣實可宜。其中有行散者，有損泄者，其過劑乎？用之能却氣之標，而不能治氣之本。豈可又佐以燥熱之藥，以火濟火，混同謂〔二〕治諸氣，使之常服、多服可乎？

氣之與火，一理而已，動静之變，反化爲二。氣作火論，治與病情相得。丹溪《發揮》論云：冷生氣者，出於高陽生之謬言也。自非身〔三〕受寒氣、口食寒物而足論寒者，吾恐十之無一二也。

血屬陰難成易虧論

《内經》曰：榮者，水穀之精也。和調五臟，灑陳於六腑，乃能入於脈也。源源

〔一〕「行」：原作「汗」，據慎修堂本、正脈本改。
〔二〕「謂」：《薛氏醫案·平治會萃》作「施」。
〔三〕「自非身」：原作「身非自」，據慎修堂本、正脈本改。

而來，生化於脾，總統於心，藏於脾〔一〕肝，宣佈於肺，施泄於腎，灌溉一身。目得之而能視，耳得之而能聽，手得之而能攝，掌得之而能握，足得之而能步，臟得之而能液，腑得之而能氣。是以出入昇降、濡潤宣通者，由此使然也。注之於脈，少則澀，充則實。常以飲食日滋，故能陽生陰長，取汁變化而赤〔二〕爲血也。生化旺，則諸經恃此而長養；衰耗竭，則百脈由此而空虛，可不謹養哉！故曰：血者，神氣也。持之則存，失之則亡。是知血盛則形盛，血弱則形衰。神静則陰生，形役則陽亢，陽盛則陰必衰，又何言陽旺而生陰血也？

蓋謂血氣之常，陰從乎陽，隨氣運行於内，而無陰以羈束，則氣何以樹立？故其致病也易，而調治也難。以其比陽，常虧而又損之，則陽易亢、陰易乏之論，可以見矣。諸經有云：陽道實，陰道虚。陽道常饒，陰道常乏；陽常有餘，陰常不足。以人之生也，年至十四而經行，至四十九而經斷，可見陰血之難成易虧。知此陰氣一〔三〕虧

〔一〕「於脾」：周氏本作「貯於」。

〔二〕「赤」：原作「亦」，據慎修堂本、正脈本改。

〔三〕「一」：疑衍，周氏本無。

傷，所變之證，妄行於上則吐衄，衰涸於外則虚勞，妄返於下則便紅，稍血熱則膀胱癃閉溺血，滲透腸間則爲腸風，陰虚陽搏則爲崩中，濕蒸熱瘀則爲滯下，熱極腐化則爲膿血。火極似水，血色紫黑；熱盛於陰，發於〔一〕瘡瘍；濕滯於血，則爲痛癢癮疹；皮膚〔二〕，則爲冷痹。蓄之在上，則人喜忘；蓄之在下，則爲喜狂。墮恐跌仆，則瘀惡内凝。若分部位，身半以上，同天之陽；身半以下，同地之陰。此特舉其所顯之證者。

治血必血屬之藥，欲求血藥，其四物之謂乎？河間謂隨證輔佐，謂之六合湯者，詳言之矣。余故陳其氣味專司之要，不可不察。夫川芎，血中之氣藥也，通肝經，性味辛散，能行血滯於氣也。地黄，血中血藥也，通腎經，性味甘寒，能生真陰之虚也。當歸分三，治血中主藥，通腎經，性味辛温，全用能活血，各歸其經也。芍藥，陰分藥也，通脾經，性味酸寒，能和血氣腹痛也。若求陰藥之屬，必於此而取則焉。

〔一〕「於」：周氏本作「爲」。
〔二〕「皮膚」：周氏本其上有「鬱於」二字。

《脾胃論》有云：若善治者，隨經損益，損[一]其一二味之所宜爲主治可也。此特論血病，而求血藥之屬者也。

若氣虚血弱，又當從長沙。血虚以人參補之，陽旺則生陰血也。若四物者，獨能主血分受傷，爲氣不虚也。輔佐之屬，若桃仁、紅花、蘇子、血竭、牡丹皮者，血滯所宜；蒲黄、阿膠、地榆、百草霜、櫚灰者，血崩所宜；乳香、没藥、五靈脂、凌霄花者，血痛所宜；蓯蓉、鎖陽、牛膝、枸杞子、益母草、夏枯草、敗龜版者，血虚所宜；乳酪，血液之物，血燥所宜；乾薑、桂者，血寒所宜；生地黄、苦參，血熱所宜。此特取其正治之大略耳，以其觸類而長，可謂無窮之應變矣。

滯下辯論

滯下之病，嘗見世方以赤白而分寒熱，妄用兜澀燥劑止之。或言積滯，而用巴硇

[一]「損」：周氏本作「益」。

丸藥攻之；或指濕熱，而與淡滲之劑利之。一偏之誤，可不明辯乎？謹按《原病式》所論，赤白同於一理，反復陳喻，但不熟察耳。果腸胃積滯不行，法當辛苦寒凉藥，推陳致新，盪滌而去，不宜巴硇毒熱下之。否則，鬱結轉甚，而病變危者有之矣。若瀉痢不分兩證，混言濕熱，不利小便，非其治也。

夫泄者，水穀濕之象；滯下者，垢瘀之物，同於濕熱而成。治分兩岐，而藥亦異。若淡滲之劑，功能散利水道，濁流得快，使泄自止。此有無之形，豈可與滯下混同論治而用導滯行積可乎？其下痢出於大腸傳送之道，了不干於腎氣。所下有形之物，或如魚腦，或下如豆汁，或便白膿，或下純血，或赤或白，或赤白相雜，若此者，豈可與瀉混同論治而用淡滲利之可乎？

嘗原其本，皆由腸胃日受飲食之積，餘不盡行，留滯於内，濕蒸熱瘀，鬱結日深，伏而不作；時逢炎暑不〔一〕行，相火司令，又調攝失宜，復感酷熱之毒，至秋陽氣

〔一〕「不」：周氏本作「大」。

始收，火氣下降，蒸發蓄積，而滯下之證作矣。以其積滯之滯〔一〕行，故名之曰滯下。其濕熱瘀積，干於血分則赤，干於氣分則白，赤白兼下，氣血俱受邪矣。久而不愈，氣弱〔二〕不運，脾積不磨，陳積脱滑下凝，猶若魚腦矣。甚則腸胃空虚，關司失守，濁液并流，色非一類，錯雜混下注出，狀如豆汁矣。若脾氣下陷，虚坐努責，便出色如白膿矣。其熱傷血深，濕毒相瘀，粘結紫色，則紫黑矣。其污濁積而欲出，氣滯而不與之出，所以下迫窘痛，後重裏急，至圊而不能便，總行頻并亦少，乍起乍止而不安，此皆大腸經有所壅遏窒礙，氣液不得宣通故也。

衆言難處，何法則可求之？長沙論云：利之可下者，悉用大黄之劑，可温者，悉用薑、附之類，何嘗以巴硇熱毒下之、緊澀重藥兜之？又觀河間立言，後重則宜下，腹痛則宜和，身重則宜温，脈弦則去風。膿血黏稠以重藥竭之，身冷自汗以重藥温之。風邪内束宜汗之，鶩溏爲痢當温之。在表者汗之，在裏者下之，在上者涌之，在

〔一〕「滯」：周氏本作「下」。
〔二〕「弱」：慎修堂本、正脈本作「血」。

下者竭之。身表熱者内疏之，小便澀者分利之。用藥輕重之別，又加詳載。行血則便膿〔一〕自愈，調氣則後重自除，治實治虚之要論。而丹溪又謂大虚大寒者，其治驗備載《局方發揮》。觀此諸〔二〕法，豈可膠柱而調瑟？又有胃弱而閉不食，此名噤口痢，七〔三〕方未有詳論者。以《内經》大法推之，内膈嘔逆，火起炎上之象。究乎此，則胃虚木火乘之，是土敗木賊也，見此多成危候。

三消之疾燥熱勝陰

嘗讀劉河間先生三消之論，始言天地六氣五味，以配養人身六位〔四〕五臟，而究乎萬物之源；終引《内經》論渴諸證，以辯乎世方熱藥之誤。此比物立象，反復詳明，

〔一〕「膿」：原脱，據慎修堂本、正脈本補。
〔二〕「諸」：慎修堂本作「治」。
〔三〕「七」：周氏本作「古」。
〔四〕「位」：原作「味」，據《玉機微義》《薛氏醫案·平治會萃》改。

非深達陰陽造化之機者，孰能如是耶？請陳其略。夫經中有言心肺氣厥而渴者，有腎熱而渴者，有言胃與大腸結熱而渴者，有言脾痹而渴者，有因小腸痹熱而渴者，有因傷飽肥甘而食渴者，有因醉飽入房而渴者，有因遠行勞倦、遇天熱而渴者，有因傷害胃乾而渴者，有因腎熱而渴者，有因痛風而渴者。雖五臟之部分不同，而病之所遇各異，其爲燥熱之疾〔一〕，一也。三消之熱，本濕寒之陰氣衰，燥熱之陽氣太甚，皆因乎飲食之餌〔二〕失節，腸胃乾涸，而氣液不得宣平。或耗亂精神，過違其度；或因大病，陰氣損而血液衰虚，陽氣悍而燥熱鬱甚；或因久嗜鹹物，恣食炙煿，飲食過度；亦有年少服金石丸散，積久，實〔三〕熱結於〔四〕下焦虚熱，血氣不能制實〔五〕熱，燥甚於腎〔六〕，

〔一〕「其爲燥熱之疾」：原作「功燥熱之液」，據慎修堂本、正脈本改。
〔二〕「餌」：《薛氏醫案・平治會萃》作「饑飽」二字。
〔三〕「實」：劉河間《三消論》作「石」。
〔四〕「於」：劉河間《三消論》其下有「胸中」二字。
〔五〕「實」：劉河間《三消論》作「石」。
〔六〕「腎」：劉河間《三消論》作「胃」。

故渴而不〔一〕飲。

若飲水多而小便多者，名曰消渴；若飲食多而不甚渴，小便數而消瘦者，名曰消中；若渴而飲水不絶，腿消瘦，而小便有脂液者，名曰腎消。此三消者，其燥熱同也。故治疾者，補腎水陰寒之虚，而瀉心火陽熱之實，除腸胃燥熱之甚，濟一身津液之衰。使道路散而不結，津液生而不枯，氣血利而不澀，則病日已矣。豈不以滋潤之劑，養陰以制燥，滋水而充液哉！何世之治消渴者不知其書，謂因下部腎水虚，不能制其上焦心火，使上實熱而多煩渴，下虚冷而多小便。若更服寒藥，則元氣轉虚，而下部腎水轉衰，則上焦心火尤難治也。但以暖藥補養元氣，若下部腎水得實，而勝退上焦心火，則自然渴止，小便如常而病愈也。吁！若此未明陰陽虚實之道也。

夫腎水屬陰而本寒，虚則爲熱；心火屬陽而本熱，虚則爲寒。若腎水陰虚，則心火

〔一〕「不」：劉河間《三消論》作「引」。

陽實，是謂陽實陰虛，而上下俱熱矣。以彼人〔一〕言，但見消渴數溲，妄言爲下部寒爾，豈知腸胃燥熱怫鬱使之然也。且夫寒物屬陰，能養水而瀉心；熱物屬陽，能養火而耗腎〔二〕。今腎水既不能勝心火，則上下俱熱，奈何以熱〔三〕養腎水，欲令勝心火，豈不暗哉！彼不〔四〕謂水氣實者必能制火，虛則不能制火。故陽實陰虛，而熱燥其液，小便淋而常少；陰實陽虛，不能制水，小便利而常多。此又不知消渴小便多者，蓋燥熱太甚，而三焦腸胃之腠理怫鬱結滯，緻密壅塞，而水液不能滲泄浸潤於外，以養乎百骸。故腸胃之外，燥熱太甚，雖多飲水入於腸胃之内，終不能浸潤於外，故渴不止而小便多。水液既不能滲泄浸潤於外，則陰燥竭而無以自養，故久而多變爲聾盲、瘡瘍、痤痱之類而危殆。其爲燥熱傷陰也，明矣。

〔一〕「人」：《玉機微義·消渴門》作「之」。
〔二〕「腎」：慎修堂本、正脈本作「水」。
〔三〕「熱」：《玉機微義·消渴門》其下有「藥」字。
〔四〕「不」：周氏本作「所」。

泄瀉從濕治有多法

泄瀉者，水瀉[一]所爲也。由濕本土，土乃脾胃之氣也。得此證者，或因於内傷，或感於外邪，皆能動乎脾濕。脾病則昇舉之氣下陷，濕變注瀉[二]，并出大腸之道，以胃與大腸同乎陽明一經也。云[三]濕可成泄，垂教治濕大意而言。後世方論泥云：治濕不利小便，非其治也。故凡泄瀉之藥，多用淡滲之劑利之。下久不止，不分所得之因，遽以爲寒，而用緊澀熱藥兜之。

夫泄有五：飧泄者，水穀不化而完出，濕兼風也；溏泄者，所下汁積粘垢，濕兼熱也；鶩泄者，所下澄澈清冷，小便清白，濕兼寒也；濡泄者，體重軟弱，泄下多水，

〔一〕「瀉」：周氏本作「濕」。

〔二〕「瀉」：原脱，據周氏本補。

〔三〕「云」：周氏本其上有「經」字。

濕自甚也；滑泄者，久下不能禁固，濕勝氣脱也。若此有寒熱虚實之不同，舉治不可執一而言，謹書數法於後。

夫泄有宜汗解者，《經》言：春傷於風，夏必飧泄。又云：久風爲飧泄。若《保命集》云用蒼术、麻黄、防風之屬是也。有宜下而保安者。若長沙言下痢脈滑而數者，有宿食也，當下之。下利已瘥，至其時復發者，此爲下未盡，更下之安，悉用大承氣湯加減之劑。有宜化而得安者，《格致餘論》：夏月患泄，百方不效，視之，久病而神亦瘁〔一〕，小便少而赤〔二〕，脈滑而頗弦，膈悶食減。因悟此久積所爲，積濕成痰，留於肺中，宜大腸之不固也。清其源則流自清，以茱萸等作湯，温服一碗許，探喉中，一吐痰半升，如利減半，次早晨再飲，吐半升而利止。有以補養而愈者，若《脾胃論》言脈弦、氣弱自汗、四肢發熱、大便泄瀉，從黄芪建中湯。有宜調和脾濕而得止者，若潔古言曰：四肢懶倦，小便不利，大便走泄，沉困，飲食減少，以白术、芍藥、茯

〔一〕「久病而神亦瘁」：《格致餘論·治病必求其本論》作「病雖久而神不悴」。

〔二〕「小便少而赤」：《格致餘論·治病必求其本論》作「小便澀少而不赤」。

苓加減治之。有宜昇舉而安者，若《試效方》言：胃中濕，脾弱不能營運，食下則爲泄，助甲膽風勝以克之，以昇陽之藥羌活、獨活、升麻、防風、炙甘草之屬。有宜燥濕而後除者，若《脾胃論》言：上〔一〕濕有餘，脈緩，怠惰嗜卧，四肢不收，大便泄瀉，從平胃散。有宜寒凉而愈者，若長沙言：協熱自利者，黄芩湯主之。舉其濕熱之相宜者，若長沙言下利、脈遲緊、痛未欲止，當温之；下利、心痛，急當救裏；下利清白、水液澄澈，可與理中、四逆湯輩。究其利小便之相宜者，河間言濕勝則濡泄，小便不利者，可與五苓散、益元散分導之。以其收斂之相宜者，東垣言寒滑、氣泄不固，製訶子散澀之。

以上諸法，各有所主，宜〔二〕獨利小便而濕動也？豈獨病因寒，必待龍骨、石脂緊重燥毒之屬澀之？治者又當審擇其説，一途取利，約而不博，可乎？

〔一〕「上」：正脈本作「土」。
〔二〕「宜」：周氏本作「豈」。